AF592060

LES

TRACTIONS RYTHMÉES DE LA LANGUE

LE TRAITEMENT PHYSIOLOGIQUE DE LA MORT

LES TRACTIONS RYTHMÉES DE LA LANGUE

MOYEN RATIONNEL ET PUISSANT DE RANIMER LA FONCTION RESPIRATOIRE ET LA VIE

DÉTERMINATION EXPÉRIMENTALE
DU MODE D'ACTION OU MÉCANISME DU PROCÉDÉ

PAR J.-V. LABORDE
Directeur des Travaux physiologiques à la Faculté,
Membre de l'Académie de médecine.

AVEC QUATRE DESSINS DONT TROIS PLANCHES HORS TEXTE

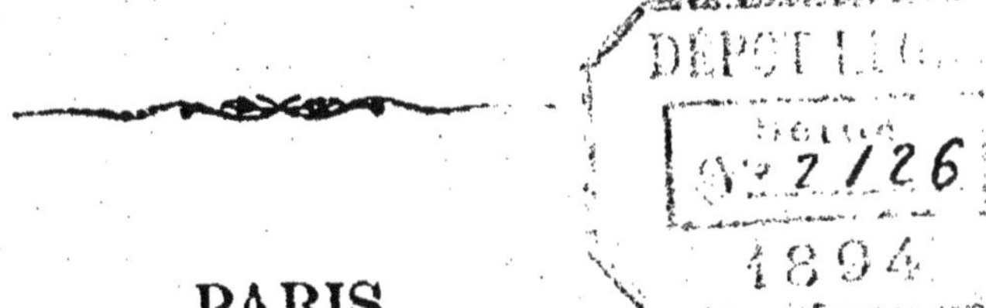

PARIS
ANCIENNE LIBRAIRIE GERMER BAILLIÈRE ET Cie
FÉLIX ALCAN, ÉDITEUR
108, BOULEVARD SAINT-GERMAIN, 108

1894

AVANT-PROPOS

Jusqu'à ce jour, la science médicale ne s'était occupée que de traiter la maladie, d'enrayer sa marche, de façon à prévenir ou à éloigner le plus possible son issue funeste, à préserver, en un mot, de la *mort*, ou à en reculer les limites.

Mais on n'avait pas attaqué, de front, le problème du *traitement de la mort elle-même.*

C'est ce qui nous a permis de faire la *détermination expérimentale des conditions de survivance, et de rappel ou de résurrection d'un phénomène biologique fondamental dans le fonctionnement de l'organisme:* ce phénomène est le *réflexe respiratoire,* qui constitue en son mécanisme et sa réalisation, Fonction de respiration, Fonction primordiale, la plus essentielle de la vie.

Entre le moment où se produisent les signes extérieurs, *apparents* de la mort, par la suspension des grandes fonctions essentielles à l'entretien de la vie, la respiration et la circulation, et le moment où s'achève la mort pour devenir *réelle* et définitive, — il existe une période latente d'une durée plus ou moins longue, selon la cause et la nature de la mort elle-même. Or, pendant cette période survivent et persistent les *propriétés fonctionnelles* des tissus et des éléments, dont la mise en jeu, par une intervention appropriée, est capable de raviver, momentanément et définitivement, la fonction totale, dont ils constituent le *substratum* organique et fonctionnel.

La considération et l'étude, dans ces conditions diverses, de cette survie latente des propriétés fonctionnelles des tissus et des éléments organiques, en ce qui concerne particulièrement le *réflexe respiratoire*, et la fonction de respiration qui en dérive, ont été le point de départ et le nœud de la solution du problème dont il s'agit.

Cette solution a été trouvée et git dans un moyen aussi simple que puissant de réveiller, quand toute manifestation extérieure de la vie est éteinte, — le phénomène Biologique en question, par suite la fonction vitale qu'il constitue, et à rétablir par là le jeu Fonctionnel de l'organisme, c'est-à-dire la vie qui, sans ce mode d'intervention, s'éteignait définitivement.

Ce moyen est le procédé des « TRACTIONS RYTHMÉES DE LA LANGUE », que le présent Livre est destiné à faire connaître complètement, en rassemblant et condensant les nombreux documents, jusqu'ici épars, qui se sont accumulés depuis deux ans, époque à laquelle nous l'avons révélé pour la première fois : ces documents démontrent, d'une façon désormais incontestable et définitive, sa puissance et son efficacité dans toutes les conditions où il est applicable, d'extinction de la fonction respiratoire ou d'asphyxie extrême, et de mort apparente, qui en est la conséquence.

Le problème et sa solution comportent, d'ailleurs, un double aspect :

Celui du *Traitement de la mort*, dont nous nous occupons uniquement dans ce travail ;

Et solidairement celui de la *certitude* de la mort, résultant de l'*action négative* du procédé dont il s'agit.

Cette seconde question, qui est à l'étude, est réservée pour une publication ultérieure.

Paris, le 20 mars 1891.

Je me fais un devoir et un plaisir d'adresser ici, publiquement, mes sincères remerciements à tous mes confrères qui ont bien voulu me communiquer leurs observations, et qui ont pris ainsi une large part aux résultats présents et à venir du Procédé ; car c'est en prêchant d'exemple que l'on travaille le plus sûrement et le plus efficacement à sa vulgarisation.

LE

TRAITEMENT PHYSIOLOGIQUE DE LA MORT

LES

TRACTIONS RYTHMÉES DE LA LANGUE

DANS LES DIVERSES ASPHYXIES

ET DANS LA MORT APPARENTE QUI EN EST LA SUITE.

Moyen rationnel et puissant de ranimer la fonction respiratoire et la vie.

DÉTERMINATION EXPÉRIMENTALE DU MODE D'ACTION OU MÉCANISME DU PROCÉDÉ

Le procédé des TRACTIONS RYTHMÉES DE LA LANGUE, dont nous donnons ci-après l'histoire et les résultats d'application, est, comme nous venons de l'indiquer dans l'AVANT-PROPOS, *d'origine et d'essence expérimentales.*

Il y avait longtemps que, dans notre laboratoire, lorsque nous étions en présence d'un état syncopal ou asphyxique accidentel, chez un animal en expérience, notamment à la suite de l'anesthésiation chloroformique ou chloralique, notre premier soin était de saisir la langue — non pas seulement, comme cela se fait en chirurgie, pour dégager l'ouverture laryngo-pharyngée — mais pour opérer sur elle des *tractions réitérées* et *rythmées*, qui suffisent, presque toujours, à elles seules, pour provoquer le retour de la respiration, après une série de hoquets bruyants, d'abord passifs, c'est-à-dire répondant uniquement à la provocation, et devenant bientôt ensuite spontanés (1).

Ce moyen, d'une puissance et d'une efficacité remarquables, nous nous étions promis de le mettre en pratique sur l'homme, à la première occasion.

Cette occasion s'est offerte dans les circonstances que nous relatons, en détail, dans la communication ci-après, faite le 5 juillet 1892 à l'Académie de Médecine; — et qui ne tarda pas, on va le voir, à être suivie d'essais de même nature, couronnés de succès, et constituant de véritables *résurrections*, dans les cas de mort apparente.

(1) Parmi nos élèves et collaborateurs du laboratoire, nous nous plaisons à citer particulièrement notre ami et ancien Préparateur M. le docteur Pierre Rondeau, actuellement chef-adjoint des travaux physiologiques, comme ayant pris une part active à l'étude et à la réalisation expérimentales du procédé en question.

I

LES TRACTIONS RYTHMÉES DE LA LANGUE

DANS L'ASPHYXIE PAR SUBMERSION

Le 5 juillet 1892, je faisais à l'Académie de Médecine la communication suivante :

DE LA MORT APPARENTE A LA SUITE DE L'ASPHYXIE PAR SUBMERSION OU NOYADE ET D'UN NOUVEAU ET PUISSANT MOYEN D'Y REMÉDIER.

Messieurs,

J'ai cru devoir porter à votre connaissance, et à celle du public médical, du haut de cette tribune, deux faits que j'ai eu l'occasion d'observer récemment, et qui m'ont paru et vous paraitront, je l'espère, dignes de votre intérêt et de votre attention, au double point de vue scientifique et pratique.

Il s'agit de l'*asphyxie par submersion*, de la *mort apparente* et réelle qui en peuvent être la conséquence; et des moyens de la conjurer et d'y remédier, d'une manière efficace, dans des conditions parfaitement déterminées.

Voyons d'abord les faits (1) :

Observation I.— Sur une petite plage normande, où je vais d'habitude passer mes vacances, se

(1) Le caractère anecdotique que j'ai cru devoir donner et conserver à cette relation, de façon à ne négliger aucun détail, fait mieux ressortir les conditions et les circonstances dans lesquelles se sont produits les faits et les résultats dont il s'agit.

trouve, à quelques centaines de mètres de la dune, un de ces grands rochers qui, à marée basse, et surtout dans les grandes marées, sont l'attrait et le rendez-vous des pêcheurs de coquillages. La surface et les crêtes du rocher, lorsque la mer s'est suffisamment retirée, peuvent être parcourues et explorées sans aucun danger, étant presque à sec; et c'est là que se récolte le coquillage vulgaire et le plus abondant, la moule, dont s'approvisionnent pour leur alimentation ou pour leur trafic, les habitants pauvres de la côte.

Mais, autour du rocher et dans ses anfractuosités où il faut aller chercher, à une plus ou moins grande profondeur, la crevette de choix et le crabe comestible, ce n'est pas sans risques que l'on s'aventure dans des endroits dont on n'a pas une parfaite connaissance, surtout si, dans l'oublieuse ardeur de la pêche, on ne se préoccupe pas du flot remontant qui arrive, parfois, avec une rapidité imprévue et traîtresse.

J'ai suffisamment appris, personnellement, ce danger, auquel j'ai eu, une fois, la plus grande peine à échapper pour m'être bien promis de ne plus jamais m'y exposer; et j'ai tenu parole.

C'est là, sur ce rocher, et dans ces conditions, qu'un jour du mois de septembre dernier, deux personnes, un jeune homme d'une trentaine d'années et un enfant de 14 à 15 ans, venus ensemble à la pêche et s'y livrant côte à côte, furent tout à coup submergés et menacés d'être engloutis sous le flot montant.

Le père de l'enfant, chez lequel le jeune homme était arrivé la veille en villégiature, et qui était aussi de la partie, mais, prudemment, n'avait pas quitté la crête du rocher, voyant son fils disparaître et oubliant qu'il savait lui-même à peine nager (la sollicitude paternelle est, on va le voir, un excellent professeur de natation), se précipita dans l'eau, parvint à saisir l'enfant et put le ramener de façon à ce qu'une des personnes présentes pût le recueillir dans un filet.

Puis le père, n'écoutant que son impulsion de sauvetage, courut au jeune homme dont le corps émergeait de temps en temps, et, après une de ces luttes épiques qui se terminent souvent par deux noyades au lieu d'une, il finit par ramener, en le poussant vers le rocher, le corps en apparence inanimé qui, comme l'enfant, put être chargé sur un filet.

L'un et l'autre furent transportés sur une charrette à la maison habitée par le père et sa famille, heureusement située sur la dune, tout au bord de la mer, à proximité du lieu de l'accident.

Pendant que les deux noyés étaient placés chacun dans un lit, et qu'ils étaient l'objet, de la part des nombreux assistants attirés par l'événement, des soins immédiats suggérés par la nature de l'accident, et consistant surtout dans des efforts de réchauffement, on était allé quérir un premier médecin, ancien interne des hôpitaux de Paris, qui se trouvait être en villégiature maritime tout à fait au voisinage de la précédente habitation ; puis un second, un vénérable confrère qui a longtemps pratiqué à Paris et a pris, dans le pays, sa retraite professionnelle. Ils ne tardèrent point à arriver, l'un et l'autre, et se mirent en devoir de prodiguer aux noyés tous les secours que la science et l'art les plus éclairés sont capables d'inspirer, en pareille occurrence.

L'enfant, qui avait été retiré le premier, et qui avait évidemment subi un moindre degré de submersion asphyxique, fut assez vite et complètement ramené à la vie, sans que, pour le dire de suite, il se soit produit, chez lui, aucun accident consécutif.

Il n'en alla pas de même, tant s'en faut, comme on va le voir, du second malade.

Toutes les tentatives, lorsque j'arrivai, de mon côté, c'est-à-dire après plus d'une heure, étaient restées infructueuses. C'est ce que vont bien montrer le moment et les conditions de mon intervention, qu'il n'est pas indifférent, dans l'intérêt du résultat obtenu, de préciser.

Pendant que se passait le petit drame que je viens de raconter, avec ses péripéties immédiates et subséquentes, je veux dire celles du sauvetage et des secours médicaux, j'étais, moi aussi, à la pêche, mais au bord d'un modeste ruisseau, assez loin dans les terres, et je tendais l'appât à des murènes, qui n'étaient certainement pas celles de Lucullus, lorsqu'une fillette que l'on avait dépêchée à ma recherche arriva près de moi, tout essoufflée, et me dit d'une voix entrecoupée : « Venez vite chez M. X..., son fils s'est noyé... Mais s'il est « noyé », répondis-je avec l'accent d'un pêcheur dérangé et qui sent mordre... ses victimes, que pourrais-je lui faire ? » et, me souvenant qu'il y avait déjà deux confrères dans le pays et sur place : « MM. les docteurs C... et L..., ajoutai-je, n'ont-ils pas été appelés ? — Pardon, répondit la fillette, mais on m'a tout de même envoyé vous chercher. »

« Eh bien ! répliquai-je, puisqu'ils y sont, je deviens inutile. » Et, fort de cette assurance, qui mettait à l'aise ma responsabilité, je m'apprêtais à continuer ma pêche, pleine de promesses, et qui, celle-là du moins, ne présentait aucun danger, lorsqu'un retour de réflexion me suggéra l'idée importune que je manquais peut-être à mon devoir, et que je m'exposais, en ne répondant pas à l'appel qui m'était fait, à un remords professionnel. Je pliai bagage et je partis.

Tout en marchant d'un pas rapide, il me fallut au moins vingt-cinq minutes pour franchir la distance qui me séparait du lieu où j'étais attendu. Lorsque j'y arrivai mes deux confrères s'empressèrent de venir au-devant de moi, sur le perron de la maison, pour m'annoncer que l'un des noyés, le plus jeune, était entièrement revenu à lui, mais que c'en était fait de l'autre, et que, malgré tous les efforts, il était en état de syncope terminale et irrémédiable.

Par acquit de conscience, et non pour m'assurer d'une chose dont je ne pouvais douter après une telle affirmation, j'allai auprès du... mort, qui avait bien, en effet, toutes les apparences d'un cadavre :

Pâleur livide, refroidissement glacial des extrémités, passivité des membres, retombant comme des masses inertes ; insensibilité absolue à toute excitation ; absence complète de pouls, de battement et de bruit cardiaques, de murmure et de souffle respiratoires : en un mot, tous les signes, et les mieux caractérisés, de la mort apparente. Toutefois, en soulevant la paupière à demi close, je crus apercevoir un degré de rétrécissement pupillaire qui ne cadrait pas avec un état asphyxique confirmé et la mort définitive; et lorsque, frappé de cette particularité, je voulus en même temps ouvrir la bouche, pour réaliser la manœuvre dont je vais parler, je rencontrai une certaine résistance, témoignant d'un certain degré de roideur des mâchoires.

Enhardi par ces indices, je demandai une cuillère, et je l'enfonçai délibérément dans l'arrière-gorge, pendant que, de l'autre main, je saisissais la langue, et je l'attirais fortement à moi hors de la bouche : tout aussitôt se produisait un violent et bruyant *hoquet* inspiratoire, et un flot de liquide était lancé par un vomissement réitéré et abondant.

Grâce à la béance toujours maintenue de la bouche et de l'arrière-bouche, et à la traction concomitante de la langue, les inspirations bruyantes se répétèrent, en se succédant, d'abord très lentes et espacées, ensuite plus fréquentes, et bientôt leur production rythmique et spontanée m'avertit du retour et d'un commencement de la respiration normale.

Entre temps, j'avais fait appliquer sur la région précordiale, et sur toute la région antérieure de la poitrine, une serviette pliée en compresse, et trempée dans de l'eau très chaude, presque bouillante, et de vigoureuses frictions étaient pratiquées sur les membres, surtout les inférieurs, par un aide très entendu, qui se trouvait être un ancien infirmier militaire.

Après 30 à 35 minutes environ de ces manœuvres persistantes et continuation des *tractions lin-*

guales, je commençai à percevoir à l'auscultation les battements cardiaques, très faibles, profonds et lents; et c'est à peine si le pouls radial se laissait sentir, en remontant assez haut le long du bras; mais la pulsation carotidienne était nettement perceptible quoique faible. Le pincement et surtout la piqûre un peu profonde de la peau commençait à provoquer de légers mouvements réactionnels, mais sans expression consciente.

La face se colorait peu à peu, et la chaleur revenait au tronc, les extrémités restant encore et longtemps froides.

Enfin au bout d'une heure environ, je pus me croire maître de la situation : les fonctions de respiration et de circulation s'étaient rétablies à peu près dans leur normale, les yeux s'étaient ranimés, mais la perception et la conscience n'étaient pas encore revenues; des gémissements plaintifs, inarticulés, s'échappaient automatiquement de la bouche du malade; on y saisissait, par instants, les monosyllabes « Mon Dieu! »; un peu plus tard, il répétait sans cesse : « C'est affreux », toujours sans conscience apparente; car, toute interrogation, quelqu'insistante qu'elle fût, ne parvenait à provoquer aucune réponse, aucune attention. Ce ne fut que vers dix heures du soir, c'est-à-dire quatre heures au moins après la revivescence végétative, que le malade commençait à reconnaître les personnes, et à se rendre compte de sa situation.

Mais — fait curieux, qui, sans être nouveau, s'est produit, dans ce cas, avec une accentuation et une persistance exceptionnelles — tout souvenir de ce qui s'était passé à partir du moment où il est parti à la pêche (et encore le départ n'est-il pas très clair dans son esprit) est absolument effacé : l'obscurité, la lacune commémoratives sont complètes, à ce sujet : et aujourd'hui encore, plus de dix mois après l'accident, cette lacune n'est point comblée, l'état d'amnésie, absolue existe encore, bien que d'une façon générale M. X..., avec lequel je suis resté en relation, se rende parfaitement compte du danger extrême qu'il a couru, et de la résurrection — il est permis, je crois, d'employer le mot — dont il a été l'objet (1).

Voici, en effet, la lettre qu'il m'adressait à la fin de l'année présente, et dont je crois devoir reproduire le fragment ci-après, — non pas pour m'en prévaloir, et en tirer vanité, la satisfaction du résultat me suffit, — mais pour bien marquer la réalité du fait par le meilleur des témoignages, celui du véritable intéressé :

« Si j'ai pu voir la fin de l'année 1891, c'est à vous que je le dois. Au mois de septembre dernier, vous m'avez arraché à une mort certaine. Je suis un vrai ressuscité, et vous êtes mon sauveur. Je vous dois la vie, je ne pourrai jamais m'acquitter envers vous... »

Tel est le premier fait que j'ai cru devoir rapporter dans ses principaux détails ; la relation du second pouvant être maintenant plus facilement abrégée.

(1) J'ai eu le plaisir de revoir M. X... deux ans après l'accident, et il n'avait pas encore récupéré la mémoire nette de ce qui lui était arrivé.

Obs. II.—Ce second fait qui—dans sa réalisation — est d'ailleurs le premier en date, et qui n'est pas étranger, par la pratique des moyens qu'il a pu me suggérer, au résultat obtenu dans le cas précédent, s'est produit sur la même plage maritime, dans les circonstances suivantes :

Un jour du mois d'août, vers dix heures du matin, au moment de la montée de la marée, on venait, en toute hâte, me chercher dans ma cabine, où je passe habituellement ma matinée à travailler, en me disant que Madame X..., une habitante bien connue du pays, venait d'être retirée mourante de la mer, à la suite d'un bain qu'elle était venue prendre avec une de ses compagnes.

A peine s'était-elle plongée dans l'eau qu'elle avait été prise d'un malaise subit, accompagné d'une syncope, qui persistait après qu'elle eut été arrachée à la submersion, et transportée dans une cabine, d'ailleurs tout à proximité de la mienne. J'y arrivai donc en quelques pas, et je trouvai Madame X..., en costume de bain, étendue sans connaissance, la face d'une pâleur livide, sans respiration apparente, le pouls imperceptible, les battements du cœur insaisissables.

N'ayant à ma disposition rien de ce qui peut être immédiatement approprié et utile en pareil cas, notamment aucun moyen de réchauffement, d'autant plus nécessaire ici que l'habit de bain trempé et collé au corps, d'où il était difficile de le détacher, y entretenait un refroidissement général et fatal, j'eus l'idée d'enfoncer le plus profondément possible mon doigt dans l'arrière-gorge, et, tout en abaissant la base de la langue, de tirer successivement sur celle-ci : la manœuvre ne tarda pas à être suivie d'un violent hoquet respiratoire, avec le rejet d'une certaine quantité d'eau et de quelques débris alimentaires ; je la reproduisis sans désemparer, les inspirations bruyantes se succédèrent, et bientôt la respiration se faisait, avec son caractère spontané et rythmique ; à la suite, les bruits du cœur et par conséquent ses battements redevenaient perceptibles, de même que les pulsations artérielles.

On avait apporté de l'eau, que j'avais fait demander bouillante à la maison du village la plus prochaine, et des serviettes trempées dans cette eau servaient à frictionner le corps, dépouillé enfin de l'habit de bain : une de ces serviettes avait été appliquée sur toute la surface antérieure du thorax, au risque d'y déterminer une brûlure superficielle, et cette application avait manifestement hâté le rétablissement définitif des mouvements respiratoires et des battements cardiaques.

Enfin, après trois quarts d'heure environ de ces tentatives, Madame X... était complètement revenue à elle et à la vie : il ne lui est resté de l'accident que le souvenir ; et, comme j'ai pu m'assurer qu'il y avait chez elle une prédisposition cardio-circulatoire (signes d'endocardite avec détermination auriculo-ventriculaire gauche prédominante et artério-sclérose), ce souvenir, aidé de mes conseils (le souvenir eût, sans doute, suffi), l'a éloignée de toute idée de recommencer l'épreuve, et par conséquent de l'habitude du bain de mer.

Réflexions et interprétation. — L'interprétation de ces résultats et les conclusions qu'ils comportent pratiquement sont simples et faciles :

Au point de vue de l'accident considéré en lui-même, il est certain que, dans l'un et l'autre cas, les phénomènes de submersion, au moment du sauvetage, en étaient encore à cette période où l'entrée de la glotte, fermée par la contraction spasmodique qui constitue le réflexe défensif par excellence, et — il est permis de le dire — providentiel, n'a pas encore cédé à l'effraction imminente, et donné passage à l'eau dans les bronches ; inondation bronchique qui réalise, d'ordinaire, les conditions irrémédiables de l'asphyxie. La cavité stomacale reste seule envahie ; mais cet envahissement n'est pas sans danger et peut apporter, par la gêne excessive du diaphragme, un obstacle sérieux au rétablissement de la fonction respiratoire : notre premier cas en a fourni un exemple remarquable ; car le rejet, provoqué par notre manœuvre, de la grande quantité de liquide que contenait l'estomac, a singulièrement facilité le rappel respiratoire.

Mais l'effet et l'importance de cette manœuvre résident principalement dans l'action puissante que l'excitation de la base de la langue, et surtout ses tractions, exercent sur le réflexe respiratoire ; ces *tractions* peuvent et doivent, d'ailleurs, être réalisées d'une façon *rythmique*, en s'appropriant, en quelque sorte, au rythme de la fonction qu'il s'agit de réveiller.

ORIGINE EXPÉRIMENTALE DU PROCÉDÉ. — L'idée de l'emploi de ce procédé, dans les circonstances que nous venons de relater, nous a été suggérée, nous le répétons, par un souvenir expérimental : lorsque, dans notre laboratoire, nous sommes en présence d'un état syncopal ou asphyxique accidentel, chez un animal en expérience, notamment à la suite de l'anesthésiation chloroformique ou chloralique, en même temps que nous nous mettons en devoir de faire intervenir l'électrisation (par le passage des courants interrompus de la bouche à l'anus) et la respiration artificielle, notre premier soin est de saisir la langue — non pas seulement, comme cela se fait en chirurgie, pour dégager l'ouverture pharyngo-laryngée — mais pour opérer sur elle des *tractions réitérées et rythmées*, qui suffisent le plus souvent, à elles seules, pour provoquer le retour de la respiration.

Pour saisir et bien tenir la langue, qui glisse, on le sait, avec grande facilité, nous avons, au laboratoire et à l'hôpital, des pinces appropriées; mais, dans les conditions accidentelles, imprévues et extemporanées dont il s'agit dans cette note, et où je me suis trouvé, la préhension avec la main est la seule ressource : le moyen le meilleur et le plus sûr de la réaliser, c'est, en même temps que l'on s'est armé d'une cuiller (si l'on en a une à sa disposition) pour maintenir l'ouverture de la bouche et appuyer sur la base linguale, — c'est, dis-je, d'entourer ses doigts d'un mouchoir, afin d'éviter, autant que possible, le glissement et l'échappement de la langue, qu'il ne faut pas craindre de tenir avec force, et sur laquelle il faut tirer hardiment.

Tel est le procédé, d'origine expérimentale, nous tenons à le répéter, qui nous a si merveilleusement réussi, — que nous n'avons trouvé signalé nulle part, — et que pour ce double motif, et dans un intérêt pratique sur lequel il n'est pas besoin d'insister, nous avons cru devoir recommander à l'attention de nos confrères ; sans préjudice, bien entendu, des autres moyens rationnels adjuvants et usuels en pareille occurrence : Un des plus efficaces, et en même temps des plus simples et des plus faciles à mettre en œuvre, c'est l'*eau chaude*, principalement à la région thoracique antérieure et précordiale, au risque de produire des brûlures superficielles, dont l'effet, incitateur des mouvements respiratoires, peut être d'un réel et grand secours.

Au point de vue des signes, l'*état pupillaire* est, comme on vient de le voir, d'une haute importance ; et c'est aussi — qu'il me soit permis de le rappeler — dans une étude expérimentale sur ce sujet spécial, étude dont les principaux résultats ont été consignés dans la thèse (1) d'un de mes anciens élèves, M. le docteur Piot, actuellement médecin-major, que j'ai puisé le souvenir et l'idée d'un examen propre à suggérer une intervention active et confiante.

En tout cas — et c'est là ma conclusion dernière — il ne faut jamais désespérer, en de telles circonstances, même en présence d'une mort, que

(1) Recherches expérimentales sur la mort apparente dans l'asphyxie et son traitement par un procédé nouveau de respiration artificielle. *Thèse de Paris*, 1882.

l'on peut croire, et que l'on a toutes les raisons apparentes de croire réelle : la foi, une foi puissante et invincible dans les ressources de l'art et de la science, doit être le mobile et l'inspirateur de l'homme professionnel ; et je répéterai, à ce sujet, ce que je disais il y a plus de vingt ans, à l'occasion d'un autre fait de résurrection médicale, dans lequel j'ai puisé, pour mon compte personnel, cette foi qui ne m'a jamais abandonné, et qui fut le point de départ de mes recherches sur la mort apparente :

« Il faut traiter un cadavre pour le rappeler à la vie, comme un vivant pour le rappeler à la santé. »

Obs. III et IV. — SUR LE RAPPEL A LA VIE DE DEUX NOYÉS EN ÉTAT DE MORT APPARENTE

Par le procédé de la langue.

Communication au nom de M. le docteur FOURÈS (De Gimont, Gers).

La communication précédente que j'avais l'honneur de faire à l'Académie, le 5 juillet, sur un nouveau et puissant moyen de ramener et de rétablir le réflexe respiratoire et, par suite, la fonction de respiration dans le cas de mort apparente, et que j'appellerai, par abréviation, le PROCÉDÉ DE LA LANGUE, ne tarda pas à avoir un premier résultat pratique, que je m'empressai, dans un intérêt public et de vulgarisation, de faire connaître, le 4 octobre 1892.

Ce résultat a été obtenu par un de nos honorés confrères du département du Gers, M. le docteur

FOURÈS (de Gimont), qui me l'annonçait dans une de ses lettres du 5 août, dans les propres termes suivants :

« J'avais lu avec intérêt la communication que vous avez faite à l'occasion d'un noyé, que vous avez pu rappeler à la vie, par une manœuvre consistant à tirer la langue au dehors et cela par intervalles réguliers.

Pas plus tard qu'hier, je me suis servi de votre méthode sur une femme de 30 ans et sur son enfant âgé de 8 ans, qui avaient été retirés de l'eau après une submersion assez longue, et qui ne donnaient plus aucun signe de vie.

N'ayant point de pinces à ma disposition, j'ai pu desserrer les mâchoires, pénétrer avec l'index dans l'arrière-gorge, et amener la langue au dehors.

Ce moyen a été immédiatement suivi de vomissements d'une grande quantité de liquide et de débris alimentaires. J'ai répété cinq fois la manœuvre chez mes deux noyés, et, après 20 minutes d'efforts, j'avais obtenu des mouvements d'inspiration, que j'ai continué à favoriser par les procédés usuels.

Mes deux noyés étaient sauvés.

J'attribue tout le mérite de ce succès à votre méthode qui sera désormais la seule que j'emploierai et que je recommanderai à mes confrères... »

Le fait n'a pas besoin de commentaire; il parle suffisamment par lui-même, grâce au résultat heureux qui le constitue.

Je n'y ajouterai qu'une seule réflexion : les deux noyés, en état de mort apparente, étaient évidemment dans les conditions, que j'ai signalées dans ma première communication, d'occlusion spasmodique de la glotte, s'opposant ainsi à l'inondation bronchique irrémédiable; ce qui le prouve, c'est la roideur des mâchoires, puisque, selon la narration de M. le docteur Fourès, elles ont dû être desserrées par l'introduction des doigts dans la bouche.

Sur le point relatif à la diversité et à la variété des conditions pathogéniques immédiates de la mort par submersion, je suis tout à fait d'accord avec mon éminent collègue et ami, le professeur Brouardel, dont je suis heureux d'avoir suscité les judicieuses remarques dans l'une des séances qui ont suivi ma communication. Il n'est pas douteux, d'après cela, que l'efficacité et la réussite du procédé de sauvetage dépendent essentiellement de l'opportunité de cette application, laquelle réside dans la situation réelle et fonctionnelle du submergé au moment de l'intervention.

Mais il est curieux de remarquer à ce propos — et j'y insiste à nouveau — que la période opportune et favorable, dont il s'agit, peut persister et durer assez longtemps encore (plus d'une heure, selon mes propres observations) après la noyade, pour permettre le rappel de la respiration et de la vie.

Les deux faits de M. le docteur Fourès en sont une preuve nouvelle, et ils apportent à l'efficacité du *procédé de la langue* dans les cas de mort apparente par submersion, une confirmation qui, je l'espère, ne sera pas perdue pour les occasions à venir.

Aux faits qui précèdent, il nous est permis d'ajouter les suivants, non moins concluants, surtout le premier, grâce à l'obligeance d'un de nos anciens collègues d'internat et ami, le docteur Sorre (de Saint-Malo) :

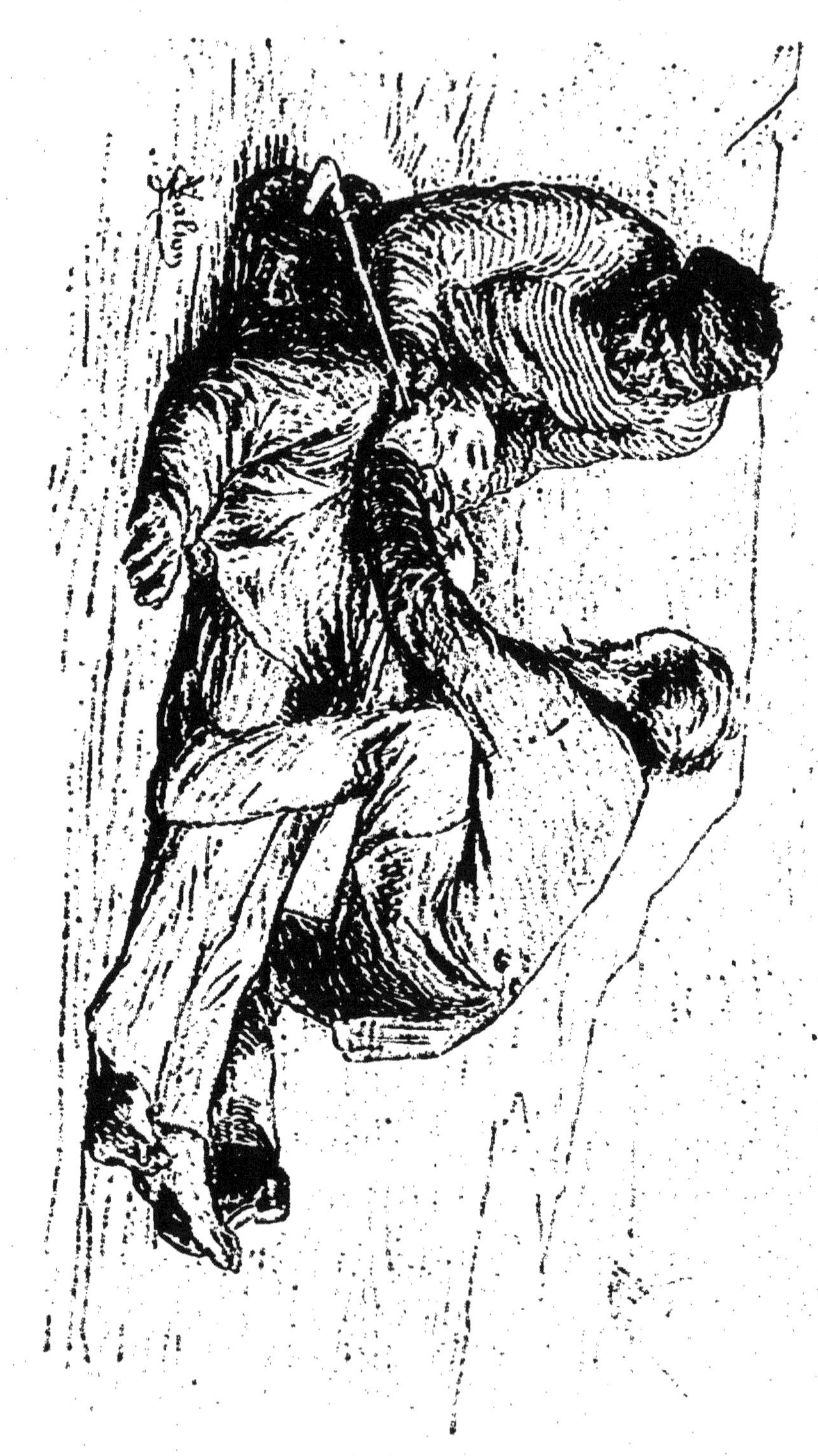

Obs. V. — Rappel a la vie d'un noyé agé de 76 ans, retiré de l'eau depuis une heure.

Par M. le Dr Sorre,
Chirurgien de l'hôpital de Saint-Malo.

« Le 15 août dernier, à minuit, je fus demandé pour aller donner mes soins, sur les quais de Saint-Malo, à un noyé qui avait été retiré de l'eau depuis une heure et qu'on ne parvenait pas à ramener à la vie. *On le croyait mort.*

Je me rendis aussitôt à l'endroit indiqué, et voici ce que j'appris :

A onze heures, un vieux marin de 76 ans, très probablement en état complet d'ivresse, était tombé dans l'avant-port où la mer était haute; un douanier de service entendant la chute se rendit immédiatement à l'endroit présumé et jeta, un peu à l'aventure, vu l'obscurité, sa ligne, et eut la chance de le saisir avec un des grapins dont elle est munie, et de l'attirer sur le quai, avec l'aide de trois personnes qui passaient.

Immédiatement, ces quatre personnes se mirent en devoir de retirer tous ses vêtements, de l'envelopper d'une couverture de laine, de le frictionner vigoureusement en faisant des pressions alternatives sur la poitrine, de façon à rétablir les mouvements respiratoires.

Aussitôt arrivé, je pris dans ma trousse une pince hémostatique. J'ouvris de force la mâchoire, que je fis maintenir ouverte avec le bout de ma canne introduite entre les dents (voir le dessin ci-contre), je saisis fortement la langue avec cette pince, et exécutai des *mouvements rythmés* de cet organe dix-huit à vingt fois par minute.

Je continuai cette manœuvre pendant une vingtaine de minutes, malgré tout ce qui se disait autour de moi, notamment que tout ce que je faisais était inutile.

Enfin, au bout de ce temps, j'eus la grande satisfaction non de voir, parce qu'il faisait une nuit obscure, mais de sentir avec la main de petits mouvements de soulèvement et d'abaissement de la région diaphragmatique; cinq minutes après, la respiration, quoique encore non régulière, se produisait amplement et me faisait espérer que, s'il ne survenait aucun accident congestif, le résultat obtenu serait définitif.

Je fis conduire ce *ressuscité* chez lui, le fis envelopper de couvertures, lui fis donner des boissons chaudes, et le laissai en cet état, quoique la connaissance ne fût pas revenue, et que je n'eusse pu obtenir une parole de lui.

A quatre heures du matin, il fut pris d'une débâcle complète par haut et par bas, et immédiatement toutes les fonctions revinrent à leur état naturel.

36 heures après, mon bonhomme reprenait ses fonctions de batelier. »

Obs. VI. — Rappel a la vie d'un noyé agé de 30 ans, quinze minutes après le retrait de l'eau.

« Une quinzaine de jours après, je suis appelé de nouveau pour un autre ouvrier, âgé de 30 ans qui, également en état d'ivresse aussi avancé que possible, tombait dans le bassin à flot. Comme c'était à une heure de l'après-midi, et qu'un grand nombre d'ouvriers se trouvaient sur les lieux, il fut retiré de l'eau immédiatement, et, dix ou quinze minutes plus tard, j'étais auprès de lui.

Je le soumis au même traitement des *tractions rythmées de la langue;* quelques minutes après il fut pris de vomissements abondants, et revenait complètement à lui. »

Ces faits appellent et justifient d'autant plus l'application immédiate et prééminente du *procédé de la langue*, dans tous les cas d'accidents et d'asphyxie par submersion, qu'il est d'une absolue simplicité et à la portée du premier venu. Aussi devra-t-il être recommandé et figurer en tête de toutes les prescriptions enseignées ou affichées dans les postes de secours et de sauvetage; ainsi que s'est empressé de le faire M. le médecin-major E. Mareschal, chargé de l'instruction des pontonniers (2e régiment d'artillerie), à la suite d'un remarquable travail, que nous nous sommes fait un devoir de reproduire plus loin (p. 172).

II

LES TRACTIONS RYTHMÉES DE LA LANGUE

DANS LES ASPHYXIES TOXIQUES

APPLICATION DU PROCÉDÉ DE TRACTIONS DE LA LANGUE, OU PROCÉDÉ DE LA LANGUE

AU TRAITEMENT DE L'ASPHYXIE PAR LES GAZ DES ÉGOUTS. DEUX SUCCÈS.

Dans les cas qui précèdent, comme dans les deux premiers qui m'ont servi à établir l'opportunité et l'efficacité du *procédé de la langue*, il s'est toujours et exclusivement agi de la *submersion* et de la mort apparente qui en est la suite; mais voici une application nouvelle, et des plus heureuses, qui a été faite du même procédé, *au traitement de l'asphyxie par les gaz des égouts*.

J'ai reçu, en effet, de M. le docteur Billot (Camille), médecin-major de 1re classe au 46e régiment d'infanterie, et par l'intermédiaire de mon éminent collègue M. Léon Colin, la relation circonstanciée suivante, dont on va pouvoir apprécier tout l'intérêt :

« Le 10 août 1892, j'accompagnais mon régiment rentrant du camp de Satory à Paris, lorsqu'en traversant Billancourt le colonel me fit prévenir qu'on réclamait mes soins pour des ouvriers qu'on venait de retirer asphyxiés d'une bouche d'égout. Je me rendis immédiatement sur le lieu de l'accident, avec M. Fargin, mon aide-major, et trouvai dans la rue, couchés sur de la paille, quatre hommes en fort mauvais état.

Le premier que je rencontrai avait déjà vomi et respirait, difficilement, il est vrai, mais respirait encore. Une friction rude sur tout le corps, une révulsion énergique opérée en fouettant vigoureusement la figure et la poitrine avec une serviette mouillée, ramenèrent assez rapidement la circulation périphérique. Sous l'influence de ces moyens, aidés de la respiration artificielle par le procédé de *Sylvester*, les téguments se colorèrent et la respiration se rétablit. Je fis continuer les frictions concurremment avec le procédé de Sylvester et passai à un second malade.

Obs. VII. — L'état de celui-ci était des plus graves : refroidissement général très marqué; décoloration complète de tout le tégument; face pâle ; yeux fixes et déjà comme vitreux, cornées insensibles; absence totale de respiration; mâchoires absolument contracturées.

Comme pour le premier malade, je commençai par appliquer le procédé de Sylvester, tout en fouettant vigoureusement la figure et la poitrine avec une serviette mouillée, en même temps que des aides frictionnaient énergiquement les membres.

Mais la réaction ne se produisait pas, et j'avais déjà conscience que mes efforts seraient inutiles, lorsque, me rappelant la communication de M. Laborde à l'Académie de Médecine sur les résultats merveilleux qu'il avait obtenus dans le cas d'asphyxie par submersion, par le *procédé de tractions en avant de la base de la langue*, j'eus l'idée de l'employer dans mon cas d'asphyxie par les gaz des égouts.

Je priai un assistant de tenir écartées, avec le manche d'un gros couteau, les mâchoires que j'eus beaucoup de peine à séparer, et, faisant pénétrer mon index le plus loin possible dans l'arrière-gorge, je tirai à plusieurs reprises la base de la langue en haut et en avant. Le résultat fut excellent, car, au bout de quelques mouvements de traction, mon malade fit un effort de vomissement.

Je répétai mes manœuvres et bientôt la respiration reparut par saccades et par mouvements d'inspiration et d'expiration lents et éloignés d'abord, puis se régularisa.

En même temps, la face se ranima et la sensibilité reparut.

En moins de cinq minutes, je pouvais considérer mon homme comme rappelé à la vie, car il respirait et sentait les flagellations.

Obs. VIII. — J'étais encore occupé près de lui, lorsqu'on me rappela près du premier malade, lequel, malgré la continuation des soins que j'ai dits, était retombé dans le coma et semblait ne plus respirer. Sans plus attendre, je répétai sur lui la manœuvre qui venait de si bien me réussir sur son camarade, et pus également constater, avec satisfaction, qu'au bout de *quelques tractions* de la base de la langue la respiration se rétablissait, lentement d'abord, puis se régularisait comme pour le précédent malade.

Le troisième malade avait été touché différemment par les gaz, ou plutôt réagissait différemment. Au lieu de la résolution complète, du coma des deux autres, j'étais en présence d'un homme en proie à des convulsions cloniques : même état de pâleur de la face et des téguments que les deux premiers ; mais respiration se produisant par saccades irrégulières, efforts infructueux de vomissement, cris rauques, agitation extrême du malade qui se jette violemment à droite et à gauche, grince des dents et cherche à mordre ceux qui le maintiennent.

Bien que l'indication ne fût pas aussi marquée que pour les deux premiers cas, j'employai encore le même moyen, c'est-à-dire la traction de la base de la langue. J'obtins comme résultat quelques efforts de vomissement, mais toujours infructueux ; la respiration se fit aussi plus régulière ; mais j'avoue que ce fut moins net et moins franc que pour les deux autres.

Le quatrième malade, atteint plus légèrement, reprit facilement ses sens sous la simple influence de frictions énergiques et put bientôt, ainsi qu'il le demandait, être ramené à son domicile. Je ne le cite que pour mémoire.

J'ajoute, pour terminer l'histoire de mes trois premiers malades, que, tout en continuant les frictions, je fis à chacun une injection d'éther, et, dès que la chose fut possible, leur administrai du thé alcoolisé.

Tout cet épisode se passa dans l'espace de vingt à trente minutes au plus, et lorsqu'un confrère de Billancourt arriva, je pus, en partant pour rejoindre mon régiment, lui remettre mes malades en très bonne voie. J'ai su depuis qu'ils s'étaient complètement rétablis.

Il ressort clairement pour moi des faits qui précèdent, et M. Fargin est absolument de mon avis, que sans la *traction de la langue* le deuxième malade eût succombé. Le résultat de cette manœuvre a été absolument surprenant.

De même, le premier malade en a tiré un bénéfice incontestable, car, malgré toute la révulsion, opérée, malgré le procédé de Sylvester, malgré un premier succès apparent, il était retombé dans le coma. Ce n'a été, en somme, qu'après cette manœuvre de la langue que la respiration s'est réellement et définitivement rétablie.

Pour le troisième, je reste dans le doute; mais, comme la manœuvre est absolument inoffensive pour le sujet, et qu'elle venait de réussir admirablement pour ses deux camarades, je l'ai tentée également sur lui, en raison même des deux premiers résultats.

En somme, les *tractions de la langue* ou *procédé de la langue*, qui a déjà si bien réussi dans le cas d'asphyxie par submersion, vient de me donner deux succès dans le cas d'asphyxie par le gaz des égouts. Or ces accidents sont loin d'être rares, et le procédé qu'a fait connaitre M. Laborde est tellement simple, tellement facile à appliquer, ses résultats sont si rapides et si satisfaisants, que je crois faire œuvre utile en publiant les faits qui précèdent. »

C'est là, on le voit, une application nouvelle, et des plus heureuses, du procédé dont il s'agit ; application dont il convient de féliciter et de remercier notre honorable et très distingué confrère de l'armée, non seulement pour les beaux succès qu'il a obtenus, mais pour l'excellente idée qu'il a eue de les faire connaitre en détail, dans le but de contribuer à la vulgarisation d'un moyen, dont la simplicité permet l'usage extemporané, sans besoin d'accessoires d'aucune sorte, par la première personne venue.

Je répéterai, à ce propos, que le procédé, bien compris, ne consiste pas seulement à abaisser ou à tirer la langue hors de la bouche, mais à opérer sur elle des tractions successives, réitérées et, en quelque sorte, *rythmées*, de façon à imiter le *rythme respiratoire :* c'est à la suite de cette manœuvre des plus simples, des plus faciles, mais systématisée, que l'on voit plus ou moins vite se rétablir la fonction, par la provocation et le rappel du mécanisme fondamental qui la constitue, le mécanisme *réflexe* ou réflexe respiratoire ; le point de départ de ce rappel par les tractions linguales est, en ce cas, l'excitation du nerf laryngé supérieur et des autres nerfs *sensibles* de la langue (glosso-pharyngien et lingual) qui réagit, à son tour, sur le centre excito-moteur respiratoire.

Quel que soit, d'ailleurs, ce mécanisme que nous allons bientôt chercher à déterminer, le résultat, en fait, est aujourd'hui certain, et l'efficacité du procédé démontrée dans les conditions possibles. Il doit être tenté, désormais, dans tous les cas. Et il ne semble pas que ces cas soient seulement ceux d'asphyxie ou de mort apparente par submersion, ou, comme nous venons de le voir, par influence des gaz délétères : un confrère de Bordeaux, M. le docteur BALADE, annonçait récemment (communication à la *Société d'anatomie et de physiologie*, séance du 3 octobre 1892) en avoir fait, avec succès, l'application à la *syncope simple* (voir p. 61).

Cette application est logique, elle se conçoit et s'explique par ce fait physiologique que le rappel de la respiration, c'est-à-dire de la fonction hématosique, agit secondairement sur le fonctionnement du cœur, dont il incite et réveille les contractions.

De ces faits de M. le docteur Billot, nous devons rapprocher les suivants, qui ressortissent également aux *asphyxies toxiques.*

En premier lieu, la relation ci-après, que nous devons à un honorable confrère d'Alençon, M. le docteur SPRINGER :

NOTE SUR UN CAS DE MORT APPARENTE PAR ASPHYXIE TOXIQUE AVEC RAPPEL A LA VIE

PAR LE PROCÉDÉ DES TRACTIONS RYTHMÉES DE LA LANGUE.

« Le 9 août dernier, j'étais appelé à donner mes soins à trois hommes retirés inanimés d'une fosse à fumier, qui recevait, en outre, les résidus d'une fabrique d'eau de Seltz.

De ces trois hommes, F..., tombé le premier et retiré le dernier, avait séjourné environ vingt minutes au fond de la fosse. L... et C..., descendus successivement pour lui porter secours, tombent sur lui et sont retirés, C... au bout de quelques minutes, L... un peu plus tard.

Après une demi-heure pour L... et trois quarts d'heure pour C..., ils ont repris toute leur connaissance par les moyens ordinaires : respiration artificielle, frictions, affusions froides, etc.

Obs. IX. — F..., qui, à mon arrivée, ne présentait plus ni pulsations, ni mouvements respiratoires appréciables, ne donne encore aucun signe de vie au bout de vingt à vingt-cinq minutes, bien qu'énergiquement soumis au même traitement que ses camarades.

On m'apporta, à ce moment, les pinces que j'avais demandées; sa langue est vivement saisie et à ma grande joie j'obtiens, dès la *deuxième traction*, une inspiration bientôt suivie d'une série d'autres.

Pendant une heure et demie, les mouvements respiratoires se ralentissent et cessent dès que les tractions sont suspendues, et ce n'est qu'après ce temps qu'il m'est possible d'abandonner sans inconvénient la langue.

Le malade ne sort définitivement du coma qu'après trente-six heures d'excitations de toute espèce.

« Certains points de cette observation, ajoute notre confrère, me paraissent devoir attirer l'attention : et d'abord la longue durée du coma qui témoigne de la profondeur de l'intoxication et permet, en quelque sorte, de se rendre compte du *pouvoir excitant intense* exercé par les tractions sur les centres respiratoires, alors que plus de vingt minutes de respiration artificielle n'avaient donné qu'un résultat absolument négatif.

« Elle montre, en second lieu, qu'il ne faut pas se hâter d'abandonner le malade et que, pour parer à toute éventualité, il est nécessaire, au moins dans les cas analogues à celui-ci, de se tenir prêt à recommencer, pendant un temps assez long et sans se décourager, les manœuvres de traction, quelque précaire que puisse paraître au premier abord le résultat final. »

Nous n'avons rien à ajouter à ces très judicieuses réflexions, si ce n'est pour insister, encore une fois, sur la remarquable puissance du procédé dans la provocation et la remise en jeu du *réflexe respiratoire*, et de sa supériorité, bien démontrée par le cas précédent, sur les moyens habituels de respiration artificielle (1).

Dans ce même ordre de faits, en voici un qui appartient à mon observation personnelle, et dans lequel l'intervention du *procédé de la langue* a donné un résultat positif non moins remarquable :

TENTATIVE SUICIDE D'EMPOISONNEMENT
AVEC LE « BROMIDIA »

Phénomènes asphyxiques extrêmes, par syncope respiratoire persistante.

RAPPEL DE LA RESPIRATION ET DE LA VIE PAR LE PROCÉDÉ DES TRACTIONS RYTHMÉES DE LA LANGUE

Obs. X. — Une jeune dame, atteinte d'une affection mentale, caractérisée par des idées mélancoliques et de persécution, avec tendance probable aux impulsions suicides, mais qu'elle n'avait jamais manifestées jusqu'alors, est placée dans une maison spéciale de santé, où m'amenait le jour même de son entrée (le 10 février dernier) mon service d'inspection.

Dès mon arrivée, le médecin de la maison m'annonçait qu'une malade, qui était entrée depuis quelques heures à peine, venait de s'empoisonner, et qu'elle était mourante.

Voici ce qui s'était passé :

Conduite dans la chambre qui devait lui être affectée, la malade avait emporté avec elle un flacon du médicament composé dit Bromidia, dont elle avait l'ha-

(1) Nous croyons devoir signaler ici, parmi les asphyxies toxiques, l'asphyxie par l'*oxyde de carbone*, parfaitement et rationnellement justiciable du *Procédé de la langue*, qui devra être tenté à la première occasion.

bitude de prendre une cuillerée tous les soirs, en se couchant, et qu'elle désirait garder avec elle : sur les instances de son père qui l'accompagnait, et sur son affirmation qu'il n'y avait, à cela, aucun danger, puisque sa fille usait, depuis longtemps, et en toute liberté, de ce médicament, on consentit à le lui laisser.

Mais à peine était-on sorti de sa chambre, où elle restait avec une garde à son service, qu'elle avalait, rapidement et d'un trait, presque tout le contenu du flacon; et comme la garde, qui avait eu à peine le temps de s'en apercevoir, s'empressait de lui arracher des mains le flacon, la malade, continuant à obéir à son impulsion au suicide, tentait de se précipiter par la fenêtre (la chambre était située au premier étage); et la garde n'eut que le temps de la saisir, au vol pour ainsi dire, et de la retenir.

Elle tomba alors, sur le parquet, comme foudroyée par les effets du breuvage qu'elle venait d'ingurgiter.

Relevée et placée immédiatement sur son lit, elle fut soumise à l'action simultanée de tous les moyens indiqués, et habituellement employés en pareille occurrence :

Provocation du vomissement, sans effet; tapotement et flagellation avec linges mouillés; réchauffement des extrémités; injections réitérées d'éther, pressions thoraciques de respiration artificielle, etc.

Ces diverses manœuvres étaient exécutées depuis plus d'une heure, lorsque je fus conduit auprès de la malade qui était, à ce moment, dans l'état suivant :

Pâleur extrême et refroidissement général; insensibilité absolue; absence de pulsation artérielle; mouvements et bruits du cœur insaisissables; à de longs intervalles, soulèvement à peine visible et perceptible de la paroi thoracique, donnant l'idée d'une respiration qui est à son dernier souffle, et qui s'éteint.

En relevant les paupières complètement closes, je constate une dilatation pupillaire en rapport avec le processus asphyxique, qui touche presque à sa période extrême, et en présence duquel je ne vois pas autre chose à tenter, après tout ce qui a été mis en œuvre, que le *procédé des tractions linguales.*

J'écarte, avec une cuiller, les mâchoires légèrement contracturées, et je saisis entre le pouce et l'index de ma main droite — en attendant une pince de trousse qu'on est allé chercher — l'extrémité de la langue, sur laquelle je tire assez fortement et rythmiquement de 15 à 20 fois par minute.

Dès les huit ou dix premières tractions, il se produit une série d'inspirations profondes, qui tendent de plus en plus à se rapprocher, et à se régulariser.

Vers la dixième minute, environ, la respiration s'est suffisamment rétablie pour que la face se soit sensiblement colorée, que la pulsation radiale et les contractions cardiaques commencent à être perçues; mais non pour qu'il soit possible et paraisse prudent d'abandonner la manœuvre, qui a provoqué et qui maintient ce résultat; car, dès que l'on essaie cet abandon, et que l'on cesse les tractions linguales, la respiration s'affaiblit, tout en se ralentissant, avec une tendance marquée à se suspendre ; et simultanément les symptômes de la mort apparente tendent à reparaître.

Je continue donc, sans relâche, ayant substitué à mes doigts la préhension avec une pince dite à polype, les tractions linguales : et ce n'est qu'au bout de 30 à 40 minutes que je crois pouvoir considérer comme assuré le rétablissement de la fonction respiratoire.

Et, néanmoins, je recommande, à la moindre alerte, de reprendre, et de continuer la manœuvre.

Entre temps, j'ai fait appliquer, sur la région thoracique antérieure et précordiale, selon un procédé que je recommande en pareille circonstance et que je considère comme très efficace, pour aider à la provocation des mouvements thoraciques respiratoires, et des contractions du cœur, des serviettes trempées dans de l'eau très chaude, presque bouillante.

Je quittais la malade, vers quatre heures et demie, dans ces conditions, en priant mon confrère de me tenir au courant de ce qui adviendrait.

Le surlendemain, 12 février, je recevais le mot suivant, que je reproduis textuellement :

« Notre empoisonnée va tout à fait bien, j'a continué, pendant quelque temps, les tractions de la langue, et les compresses d'eau bouillante, en alternant avec les frictions sèches, et les coups de serviettes mouillées; enfin, vers six heures, la malade a commencé à ouvrir un peu les yeux, et à reprendre une légère connaissance; je l'ai tenue éveillée, autant que possible, durant la nuit, et le matin elle était mieux.

Aujourd'hui, elle est tout à fait sauvée. »

— J'ai eu, depuis, l'occasion de revoir cette malade dans une autre maison de santé, complètement remise de son intoxication, se souvenant fort bien du danger extrême qu'elle avait couru, et rapportant à mon confrère de la maison de santé précédente où s'était produit l'accident le mérite de l'avoir sauvée; car, elle n'avait pu me voir ni me connaître.

Ce fait et le résultat positif dont il a été suivi confirment l'indication, qu'il était déjà logique de prévoir, du procédé « de la langue » dans les nombreuses intoxications, dont les accidents graves, et la mort procèdent essentiellement du mécanisme et du processus asphyxiques; telles sont, notamment :

L'intoxication chloralique et bromique — à laquelle se rattache, en majeure partie, celle qui a été déterminée par le médicament composé ci-dessus; l'intoxication chloroformique; desquelles peuvent être rapprochées les intoxications convulsivantes, dont le type est celle des strychinés, et celles qui sont déterminées par l'opium et ses principes, etc.

Dans ce même cadre des *asphyxies toxiques* rentre le fait ci-après dont je dois la communication à notre honorable confrère de Longwy (Meurthe-et-Moselle), M. le docteur Szezypiorski :

Obs. XI. — Etat asphyxique a la suite de l'administration d'un vermifuge composé : calomel et santonine.

Rappel de la respiration et de la vie par les tractions rythmées de la langue.

« Je fus appelé l'année dernière en toute hâte près d'un enfant de cinq ans en *état d'asphyxie très prononcée :* écume à la bouche, figure et extrémités cyanosées, respiration nulle, et battements de cœur tumultueux et précipités.

L'accès est survenu brutalement, sans convulsions, vers deux heures de l'après-midi, juste au moment où je passais devant la maison habitée par le petit malade. J'ai appris que le matin l'enfant avait pris un vermifuge composé de calomel et de santonine à la dose appropriée à l'âge de l'enfant, mais que l'action purgative du médicament ne s'était pas encore manifestée.

Je me suis mis immédiatement en devoir d'appliquer le procédé des *tractions rythmées* de la langue.

Et dix minutes plus tard j'étais proclamé sauveur de l'enfant.

Il est fort probable que l'asphyxie dans ce cas constituait un phénomène réflexe d'origine intestinale. »

Enfin, nous recevions tout récemment de notre confrère le docteur Delineau (de Paris), communication de trois nouveaux cas de résurrection par les *tractions linguales*, dont deux, se rapportant à l'asphyxie des nouveau-nés, viendront dans un chapitre subséquent (p. 131), et dont le troisième trouve ici tout naturellement sa place :

Obs. XI bis. — ÉTAT SYNCOPAL ET MORT APPARENTE
A la suite d'une injection de cocaïne.

RAPPEL A LA VIE PAR LES TRACTIONS RYTHMÉES
ET PERSISTANTES DE LA LANGUE

« Le 20 décembre 1893, je fus requis en toute hâte et conduit chez un dentiste de mon voisinage. Je me trouvai là en face d'une femme de 30 ans environ qui paraissait mourante.

Elle était venue pour se faire arracher une molaire, et, dans l'appréhension de la souffrance, elle avait voulu être insensibilisée.

Le dentiste me dit qu'il avait injecté sous la gencive, près de la dent à extraire, *deux centigrammes de cocaïne*; mais qu'au bout de cinq minutes, au moment où il allait procéder à l'extraction de la dent, la patiente, pâlissant tout à coup, était tombée en syncope.

Effrayé, le dentiste avait envoyé chercher de tous côtés des médecins.

J'étais arrivé le premier.

Je trouvai donc la malade en état de syncope, assise à la renverse dans un fauteuil. Le pouls était nul. Le cœur ne battait que faiblement. La peau était décolorée, presque froide, et couverte de sueur.

Sans hésiter, je fis étendre la malade sur le parquet. Je fis ouvrir de force la bouche, et saisissant avec une pince de Péan, le plus profondément possible, la langue, rétractée, j'exerçai de vigoureuses *tractions*, en invitant le dentiste atterré à comprimer alternativement la base du thorax et le ventre, au moment de chaque traction (15 à 20 par minutes).

Après cinq minutes d'efforts, la malade eut une sorte de *hoquet* suivi d'un second, puis un soulèvement du diaphragme et respira bientôt assez librement.

Je cessai les tractions et lui fis respirer de l'éther acétique.

Au bout de dix minutes, cette dame eut une nouvelle syncope. Je recommençai alors les *tractions* de la langue, qui ramenèrent immédiatement une respiration normale.

Une heure plus tard, la malade pouvait repartir entièrement rétablie, n'emportant qu'une forte ecchymose de la langue et..... conservant sa molaire.

III

LES TRACTIONS RYTHMÉES DE LA LANGUE DANS LES ACCIDENTS ET L'ASPHYXIE CHLOROFORMIQUES

Nous venons de parler de l'intoxication *chloroformique*, dont il convient de rapprocher les accidents primitifs de *syncope cardiaque* ou *respiratoire*, ou des deux en même temps, qui marquent si souvent le début de l'administration du chloroforme pour l'anesthésiation chirurgicale, ou qui constituent un des épisodes intercurrents de cette administration (1). C'est précisément, on s'en souvient sans doute, dans ces conditions que nous avons expérimentalement déterminé l'application du procédé des *tractions rythmées de la langue* au traitement des accidents chloroformiques ; et tels sont, en réalité, son point de départ et son origine : c'est à l'aide des tractions linguales systématisées que, dans notre laboratoire, nous conjurons, depuis longtemps, tout état syncopal ou asphyxique accidentel, à la suite de l'anesthésiation chloroformique ou chloralique ; et nul doute que les mêmes applications n'en puissent être faites avec les mêmes résultats, dans la pratique chirurgicale.

Nous avons reçu, à ce propos, et à l'occasion

(1) Voir notre travail, sur ce sujet, intitulé : MÉCANISME PHYSIOLOGIQUE DES ACCIDENTS ET DE LA MORT PAR LE CHLOROFORME. INDICATIONS RATIONNELLES DES MOYENS DE LES PRÉVENIR (*Communication à l'Académie de Médecine*, 1890-91), *et brochure in-8, Société d'Editions scientifiques, Paris.*

d'un autre fait dont il sera bientôt question, de M. le docteur Félizet, chirurgien des hôpitaux, communication d'un cas rétrospectif de sa pratique qui, eu égard au procédé dont il s'agit, présente un réel intérêt. (Voir également, à ce sujet, une intéressante observation de M. le docteur Gigard (de la Côte-Saint-André, Isère), publiée dans la *Tribune médicale*, n° 12, 1894) :

En août 1883, remplaçant M. Duplay à l'hôpital Lariboisière, M. Félizet se met en devoir d'opérer un malade (le nommé Jules Broc...), atteint de cancer du maxillaire supérieur gauche.

Il pratique la trachéotomie pré-opératoire, et administre le chloroforme par la trachée.

Au cours de l'opération survient une syncope respiratoire, avec mort apparente.

La *traction de la langue* immédiatement pratiquée rappelle le malade à la vie.

Je suis convaincu, en effet, et j'en ai déjà fait la remarque dans mes premières communications, que la simple traction de la langue hors de la bouche, telle que les chirurgiens ont depuis longtemps l'habitude de la réaliser, dans le but de dégager l'arrière-gorge, afin d'empêcher, comme on dit, la dite langue d'être avalée par suite de l'excitation et de la contracture chloroformiques, — que cette traction, dis-je, peut, et a pu, dans certains cas, ramener la respiration ; c'est ce qui a eu lieu dans le fait qui précède du docteur Félizet ; mais elle ne saurait suffire dans les cas d'asphyxie avancée, avec état de mort apparente, même à la suite de la chloroformisation ; il y faut ajouter, nécessairement, les tractions *réitérées*, rythmées et persistantes, qui constituent le véritable procédé systématisé, dont il s'agit.

C'est ce que ne manquent pas de faire, maintenant, la plupart des chirurgiens qui sont au courant du procédé des « *Tractions rythmées de la langue* », à la moindre alerte survenant pendant la chloroformisation; et nous savons que, dans un certain nombre de cas, dont il serait à désirer que la relation fût publiée par les auteurs mêmes, les plus graves accidents, et probablement la mort plus ou moins et habituellement imminente dans ces conditions, ont pu être conjurés.

Nous consignons ci-après deux faits de cette nature, dont l'un a été publié dans un journal de médecine, dont l'autre nous a été communiqué par un de nos confrères.

LES TRACTIONS RYTHMÉES DE LA LANGUE

DANS UN CAS D'ASPHYXIE EXTRÊME

A LA SUITE DE TRACHÉOTOMIE POUR UN NÉOPLASME DU LARYNX ET D'ACCIDENT CHLOROFORMIQUE.

RAPPEL A LA VIE.

Nous relevons dans la *Gazette hebdomadaire des sciences médicales de Bordeaux* (8 octobre 1893, n° 41, p. 470), rapporté par son rédacteur en chef, M. le professeur E. Masse, le fait suivant :

Obs. XII.— « Dans une opération de trachéotomie pratiquée, il y a deux jours, par le docteur Denucé, à l'hôpital Saint-André de Bordeaux, sur un sujet atteint de néoplasme du larynx, et soumis à l'anesthésie chloroformique combinée avec une injection de un centigramme de chlorhydrate de morphine, nous avons vu réussir le procédé du docteur Labordo, alors que toute respiration était suspendue et que le malade était devenu bleu et presque noir par asphyxie. Bien que la canule eût été placée dans la trachée, la respiration ne se rétablissait pas.

Les *tractions rythmées* de la langue ont été faites avec persistance et la respiration est revenue, d'abord irrégulière, et plus tard bien rythmée. »

M. le professeur E. Masse fait suivre cette relation des réflexions suivantes :

« Le procédé du docteur Laborde a donné certainement là un très beau résultat ; il est incontestable qu'il a permis de ramener la respiration sur ce sujet en état d'asphyxie, sous l'action combinée du chloroforme et de la sténose du larynx.

« Ce procédé, qui n'exclut pas la mise en action de tous les autres, nous donne une arme de plus, qui nous paraît de nature à donner les meilleurs résultats, dans les accidents chloroformiques.

« J'ai eu recours très souvent, dans les exercices de médecine opératoire sur les animaux, aux tractions rythmées de la langue sur les chiens soumis à l'anesthésie chloroformique. Tout le monde sait combien l'asphyxie complète est fréquente chez les chiens soumis à l'inhalation chloroformique. Après dix minutes de tractions de la langue, je suis arrivé quelquefois à rétablir la respiration et à ramener à la vie des animaux en état complet d'asphyxie. »

Je tiens de mon confrère et ami, M. le docteur Ménière, médecin-adjoint de l'Institution nationale des sourds-muets, l'observation suivante :

MORT APPARENTE A LA SUITE DE LA CHLOROFORMISATION.

Rappel à la vie par les tractions rythmées de la langue.

« Votre remarquable travail sur les *tractions rythmiques de la langue*, dans les cas de mort apparente, m'avait fort intéressé.

Depuis votre présentation à l'Académie, les observations se sont multipliées. Permettez-moi de vous en offrir une qui m'est personnelle.

Obs. XIII. — « Le mois dernier, un de mes petits malades du Dispensaire FURTADO-HEINE présentait une carie de la face externe du rocher, causée par une ostéo-périostite, consécutive à une otorrhée chronique ancienne. L'intervention était nettement indiquée; il fallait faire un curettage complet de la région.

Un de mes internes, très au courant des pratiques anesthésiques, donnait le chloroforme. L'enfant s'endormit facilement; rien de particulier à noter.

L'opération, qui avait duré sept à huit minutes, était terminée, et j'allais passer un drain, lorsque je m'aperçus que le malade *ne respirait plus. Pas de battements du cœur, pas de pouls, pas de respiration; le visage avait une teinte cadavérique.*

Immédiatement l'enfant fut mis la tête pendante en dehors de la table, et un de mes internes pratiqua la respiration artificielle sans un instant d'arrêt.

En même temps, je saisis la langue avec une pince et je fis, d'une façon continue, les *tractions rythmiques*, dont vous avez donné la technique.

Ce n'est qu'au bout de *six minutes* que la première inspiration physiologique fut nettement visible.

Nous continuâmes les tractions de la langue, et la respiration artificielle pendant une minute encore. L'enfant était sauvé.

Je suis convaincu que le procédé des tractions m'a rendu, en ce cas, un véritable service. »

Je ne puis que répéter ici, à propos de ces faits démonstratifs, ce que je disais, dans une de mes premières communications à l'Académie, sur ce sujet (22 novembre 1892) :

« Dans le cas d'accidents chloroformiques par syncope respiratoire ou cardiaque, ou par les deux à la fois, le *procédé de la langue* peut être, comme dans la chloroformisation expérimentale, le moyen le plus puissant et le plus rapide de sauvetage, à la condition non seulement de pincer la langue pour dégager l'arrière-bouche, mais d'opérer sur elle des *tractions* successives, réitérées et rythmées, jusqu'à la production du hoquet, révélateur du retour respiratoire (1). »

(1) Au moment de mettre sous presse, nous recevons d'un de nos confrères d'Algérie, M. le docteur MOSIMAN, ex-médecin-major de l'armée, ancien chef de clinique du Val-de-Grâce, communication d'un fait des plus remarquables de rappel à la vie, par les tractions linguales, d'un jeune opéré (hémorrhoïdes) en état de mort apparente à la suite de la chloroformisation : « Je suis persuadé, déclare notre confrère, que si je n'avais pas connu ce procédé, j'aurais certainement perdu mon malade. »

Mon collègue et ami, le docteur Ch. PÉRIER, chirurgien de l'hôpital Lariboisière, vient également de me faire part d'un sauvetage opéré, dans son service, dans les mêmes circonstances. Il est à regretter, je le répète, que tous ces faits ne soient pas publiés.

IV

NOUVELLES APPLICATIONS DU PROCÉDÉ DES TRACTIONS RYTHMÉES DE LA LANGUE A L'ASPHYXIE AVEC MORT APPARENTE A LA SUITE DE TRACHÉOTOMIE DANS LE CAS DE DIPHTÉRIE CROUPALE ET D'AFFECTIONS SPASMODIQUES LARYNGO-BRONCHIQUES

Dans une de mes précédentes communications (séance du 7 novembre, *Bulletin de l'Académie*, p. 576), j'ai signalé un cas remarquable de rappel à la vie, emprunté à la relation de M. le professeur E. Masse (de Bordeaux), et observé dans le service de M. Denucé, dans une asphyxie avec mort apparente, à la suite de trachéotomie précédée de chloroformisation, chez un malade atteint de sténose laryngée. (Voir plus haut, p. 39.)

Il était facile de prévoir que l'asphyxie survenant si fréquemment à la suite de la trachéotomie, dans le cas de diphtérie croupale, serait également justiciable du procédé des tractions linguales, et, si l'essai n'en avait pas été encore fait, c'est que son application n'avait pas encore pénétré dans les services hospitaliers, même ceux de Paris. — Tant il y a de difficultés à faire entrer dans les esprits et dans la pratique ce qui est nouveau, alors même que l'utilité en est parfaitement démontrée.

Il a suffi d'une occasion comme celle que je vais faire connaître, la présence accidentelle d'un de mes élèves, M. Albert Paieur, dans un de ces services, pour déterminer l'emploi du procédé, qui a été, ainsi qu'on va le voir, d'une précieuse efficacité pour les jeunes asphyxiés.

Voici la relation sommaire des trois cas successivement observés dans le même hôpital, l'hôpital Trousseau. Nous empruntons la relation des deux premiers à M. le docteur Moizard, dans le service duquel ils se sont passés, et qui les a communiqués à la *Société médicale des Hôpitaux :*

DES TRACTIONS RYTHMÉES DE LA LANGUE

Contre l'Asphyxie consécutive à la Trachéotomie.

Par MM. Moizard, médecin à l'hôpital Trousseau, Fournier et Prieur.

« Les applications du procédé de M. Laborde, dit M. Moizard, sont de jour en jour plus nombreuses. D'abord employées contre l'asphyxie par submersion, où elles donnent les plus heureux résultats, les tractions rythmées de la langue ont été appliquées à l'asphyxie des nouveau-nés, à l'empoisonnement par le bromidia ; M. Félizet y a eu recours contre des accidents asphyxiques d'origine tétanique (voir plus loin) ; M. Springer, contre l'asphyxie par le gaz des fosses d'aisances ; M. Vigneau, dans l'éclampsie. Enfin, on connait les bons effets de la méthode de M. Laborde dans les accidents chloroformiques. Elle semble donc constituer un précieux secours dans tous les cas d'asphyxie, quelle qu'en soit la cause.

Nous venons d'observer à l'hôpital Trousseau deux cas où les tractions rythmées de la langue ont été d'une efficacité remarquable.

On sait combien il est fréquent, soit lorsqu'un enfant est opéré à une période avancée du croup, soit lorsque la trachéotomie présente des difficultés qui en retardent la terminaison, de constater l'arrêt de la respiration après l'opération. Il y a là en quelque sorte une sidération du bulbe, chez un enfant qui a lutté pendant de longues heures contre l'asphyxie. Les excitations cutanées et trachéales, les injections de caféine, mais surtout la respiration artificielle longtemps et énergiquement pratiquée, rétablissent le plus souvent les mouvements respiratoires. Il arrive quelquefois cependant que l'enfant ne peut être rappelé à la vie qu'après de longs efforts et de terribles angoisses. Aussi ne saurait-on être trop armé contre ces formidables accidents. Les *tractions rythmées de la langue* peuvent être fort utiles en pareil cas, ainsi que le prouvent les deux observations suivantes :

Obs. XIV. — Emilie F..., âgée de 4 ans, entrée à l'Hôpital Trousseau avec une angine diphtérique de moyenne intensité et du croup, est prise, le 7 novembre, d'un accès de suffocation qui exige une trachéotomie immédiate.

L'opération est faite suivant les règles ordinaires; mais la trachée est molle et la première incision, trop courte, doit être prolongée. L'hémorrhagie est abondante, une certaine quantité de sang pénètre dans la trachée, et, lorsque après quelque retard on parvient à introduire la canule, l'asphyxie est complète; les lèvres sont violacées, les pupilles largement dilatées, l'enfant semble mort.

A l'aide d'une pince hémostatique fixant l'extrémité de la langue, on pratique alors des *tractions rythmées*, suivant le procédé de M. Laborde. A la sixième traction, l'enfant fait une profonde inspiration, suivie d'une forte expiration qui détermine le rejet par la canule d'une fausse membrane assez volumineuse et de sang.

A partir de ce moment, on fait encore une douzaine

de tractions de la langue, et peu à peu la respiration se rétablit.

Ce qui a été remarquable dans ce fait, c'est la rapidité avec laquelle la respiration a reparu. Au bout de 6 tractions, c'est-à-dire en quelques secondes, tout danger d'asphyxie avait disparu.

Obs. XV. — Dans la deuxième observation, c'est après avoir essayé la respiration artificielle qu'on eut recours aux tractions rythmées avec un plein succès.

Il s'agit d'un enfant de 15 mois, amené à l'hôpital dans un état tel qu'il ne respirait plus quand on l'étendit sur la table d'opération.

C'est presque sur un *cadavre* que la trachéotomie fut pratiquée. Bien que très rapide, l'introduction de la canule ne provoque aucun réflexe, aucun effort de toux, l'enfant ne respire pas.

La respiration artificielle pratiquée immédiatement amène à l'orifice de la canule une fausse membrane assez volumineuse, qui est enlevée. Mais l'enfant reste toujours en *état de mort apparente*.

C'est alors qu'on se décide à pratiquer les *tractions rythmées*.

A la dixième ou douzième traction, l'enfant fait une forte inspiration; les tractions sont continuées encore quelques instants, et la respiration ne tarde pas à se rétablir.

« Telles sont ces deux observations. Elles montrent, ajoute M. Moizard, que la méthode de M. Laborde peut être très efficace contre les accidents asphyxiques consécutifs à la trachéotomie, et même qu'elle peut réussir à les conjurer alors que la respiration artificielle a échoué. »

A ces deux faits rapportés par M. le docteur Moizard, nous devons ajouter le suivant observé, durant la même semaine, dans le même hôpital.

Obs. XVI. — Le 11 novembre, on apporte, à M. Delanglade, interne de M. Broca, un enfant de 3 ans (ou plutôt un cadavre), que le croup venait de tuer. La trachéotomie fut faite séance tenante, sans même déshabiller l'enfant.

M. Delanglade, n'ayant jamais fait de *tractions linguales*, commença par le procédé de Sylvester, et la respiration artificielle fut pratiquée pendant environ *une demi-heure* sans résultat.

Alors, *pendant qu'on continuait la respiration artificielle*, il pratiqua les *tractions linguales* et la respiration se rétablit au bout de très peu d'instants.

Ce cas qui semble moins probant que les deux autres, par ce fait que les deux procédés furent employés simultanément, n'en est au contraire, selon nous, que plus démonstratif, puisque la mort, qui semblait définitive et n'avait pas cédé au *long* emploi de la méthode de Sylvester, fut vaincue rapidement par l'adjonction de l'autre méthode. Cela prouve la puissance de cette dernière.

Avant la production des faits qui précèdent, un confrère de la province, M. le docteur Szezypiorski (de Longwy, Meurthe-et-Moselle), avait observé, le 10 octobre dernier, un cas semblable, qu'il vient de me communiquer, de rappel à la vie, par les *tractions linguales*, à la suite de la trachéotomie dans l'asphyxie croupale ; voici son récit :

Obs. XVII. — « Il s'agit d'une fillette de 4 ans, affectée de croup, en état d'asphyxie imminente.

Elle est préalablement soumise à la chloroformisation, puis trachéotomisée.

L'opération terminée, l'enfant est plongée dans un état d'asphyxie syncopale.

J'ai recouru rapidement aux *tractions rythmées* de la langue, et presque instantanément j'ai vu tout changer : la respiration est redevenue ample, et l'enfant s'est réveillée vite.

Je dois ajouter que la petite opérée est guérie actuellement de son croup et de sa plaie opératoire.

La simplicité du procédé est précieuse dans des cas semblables, cas où on n'a pas toujours le temps et un aide sous la main pour faire la respiration artificielle, dont le manuel opératoire est fort encombrant et dont l'efficacité, du reste, semble beaucoup au-dessous des tractions rythmées de la langue. »

LES TRACTIONS RYTHMÉES DE LA LANGUE
DANS LA MORT APPARENTE
A LA SUITE DE LA TRACHÉOTOMIE DANS LE CAS D'ASPHYXIE DIPHTÉRIQUE.

La tentative suivante, bien qu'elle n'ait pas été accompagnée d'une survie définitive, est certainement de celles qui sont le plus capables de montrer la puissance la plus inattendue du procédé des *tractions linguales*. Nous devons cette remarquable observation à notre honoré confrère, M. le docteur TER-GRIGORIANTZ (de Bonnat, Creuse), qui nous l'a communiquée en ces termes :

« Permettez-moi de vous communiquer un cas de croup avec trachéotomie, l'enfant étant mort (ou dans l'état de mort apparente).

Cette observation, outre les incertitudes dans

lesquelles on se trouve pour diagnostiquer le croup, prouve les effets véritablement merveilleux de votre méthode.

Obs. XVIII. — Samedi, 23 décembre courant, appelé auprès d'une petite fille de 5 ans, Iv. Cardinot, à Bonnat, je constate ce qui suit :

Un léger cornage, aphonie complète, quelques râles disséminés dans la poitrine, fausse membrane sur l'amygdale droite, grande comme une tête d'épingle, quelques ganglions cervicaux légèrement tuméfiés.

Sa mère m'apprend qu'elle avait remarqué de ces membranes déjà le 18. L'enfant était malade depuis le 16.

D'ailleurs, l'état général n'est pas mauvais. Je la trouve en train de jouer aux cartes, elle n'est pas alitée.

Je fais immédiatement isoler l'enfant, et j'institue le traitement du croup, et pour dissiper mes dernières hésitations, je fais appliquer un petit vésicatoire au-devant du cou.

Le lendemain et les jours suivants, je cherche en vain les membranes sur la plaie. Rien! Au contraire la voix semble revenir!

Mais le cornage continue, les fausses membranes se renouvellent très discrètement sur les amygdales; j'en trouve quelques lambeaux dans les vomissements; la tuméfaction des ganglions ne s'accentue pas davantage.

Le 27, au soir, je trouve ma petite malade agitée, le cornage plus accentué. Je rassure les parents. Mais en rentrant chez moi et avant de me coucher je prépare mes instruments.

Réveillé à 2 h. 1/2 du matin, je trouve un léger tirage, l'enfant est agitée. J'injecte en deux fois un demi-centigramme de morphine, ce qui calme l'enfant, je fais appliquer une sangsue de chaque côté du cou et je me retire.

A 3 h. 1/2 je suis rappelé, cette fois le tirage est à son apogée, anesthésie, cyanose. La trachéotomie n'est pas acceptée.

Vers 4 h. les pauvres parents voyant que tout était fini consentent à l'opération, toutefois il m'est défendu d'opérer l'enfant autrement que dans son lit.

Ainsi seul, sans aide expérimenté, avec un éclairage insuffisant, je me dispose à opérer, quand l'enfant rend le dernier soupir.

Mes aides (des voisins de bonne volonté) lâchent leurs positions, les parents se lamentent. L'enfant est inanimé, pas de réflexes pupillaires, plus de battements de cœur.

Quelle conduite tenir? Abandonner la lutte ou opérer quand même.

Avant la découverte du procédé des *tractions rythmées de la langue*, opérer m'aurait semblé une folie. Aujourd'hui, j'ai cru qu'il était de mon devoir d'opérer.

Je place la canule sans difficulté, je saisis, immédiatement après, la langue avec une pince hémostatique et je fais les *tractions*.

Après une dizaine de mouvements j'entends

quelque chose comme un râle; je continue, et au bout de 5 à 10 minutes l'enfant commence à respirer.

Bientôt la face cyanosée reprend des couleurs, l'enfant ouvre les yeux. Encouragé, je passe ma pince à un aide, et je pratique la respiration artificielle.

Au bout de 41 minutes, à 5 h. moins un quart, l'enfant respire très bien, il se produit quelques quintes de toux, 2 piqûres d'éther.

Décidément l'enfant vit, elle est comme dans un sommeil paisible, avec une respiration calme et régulière. De temps en temps on remarque *des mouvements rythmés de la langue le long du cou analogues à ceux que produisaient les tractions.* Ces mouvements, très fréquents après la cessation des tractions, deviennent de plus en plus rares, et cessent complètement vers 7 heures du matin.

Quelquefois dans les intervalles ces mouvements étaient provoqués par le contact d'une cuiller ou d'un linge mouillé.

Malheureusement entre 7 et 8 h. la fièvre s'allume d'une façon inquiétante, le pouls est à 196. Jusqu'à 10 h. je lui ai injecté, en plusieurs fois, un gramme de quinine et 40 centigrammes de caféine, fait des lotions avec de l'eau de Cologne mélangée d'eau simple, et des applications de sinapismes.

A 10 h. la fièvre baisse à 38°,6, l'enfant reprend la connaissance, elle appelle la mère, demande à boire, etc...

A midi la température recommence à monter et elle va croissant accompagnée du délire intense jusqu'à 5 h. du soir, l'heure où la mort survient définitivement.

Sollicité par les parents et surtout désireux de savoir jusqu'où peut aller l'application de la méthode Laborde, j'ai repris une seconde fois les *tractions rythmées* pendant 35 min.

Voici ce que j'ai observé: chose étrange la respiration revint de nouveau, mais lente et courte comme chez les agonisants; le cœur a repris ses battements.

Si j'arrêtais les tractions, la respiration diminuant de fréquence s'arrêtait au bout d'une minute; en reprenant les tractions, les mouvements respiratoires revenaient. Mais les yeux restaient fermés. Le réflexe pupillaire n'était pas aboli.

Après 35 minutes de cette lutte, complètement découragé, j'abandonnais l'enfant qui, après plusieurs inspirations, s'éteignait pour toujours.

Devais-je continuer plus longtemps? »

Notre confrère avait évidemment épuisé, dans sa vigoureuse ténacité, toutes les ressources du procédé qui, quelle que fût sa puissance bien démontrée par ce qui s'est passé, surtout dans la dernière péripétie de l'observation, ne pouvait triompher d'une mort inéluctable.

Mais nous ne saurions trop insister sur le merveilleux résultat du rappel et du maintien du réflexe respiratoire et du fonctionnement cardio-circulatoire consécutif; rappel et maintien purement végétatifs, dont on trouvera plus loin des exemples non moins probants et qui témoignent encore une fois que l'on est là complètement au pouvoir d'un mécanisme biologique qu'il est possible et même facile de ranimer et de rétablir, toutes les fois qu'il est près de s'éteindre.

Mon collègue, le docteur LANCEREAUX, communiquait à l'Académie, dans sa séance du 9 janvier, de la part et au nom de M. le docteur VÉRUT (de Charly, Aisne), deux faits des plus remarquables, dont l'un, relatif à la mort apparente après trachéotomie, a ici sa place.

Nous croyons, vu l'intérêt qu'il présente, devoir le reproduire dans ses détails, et tel qu'il a été relaté par l'auteur lui-même, M. Lancereaux n'en ayant donné qu'un résumé des plus succincts :

MORT APPARENTE A LA SUITE DE TRACHÉOTOMIE DANS LE CAS DE DIPHTÉRIE CROUPALE

RAPPEL DE LA RESPIRATION ET DE LA VIE PAR LES TRACTIONS RYTHMÉES DE LA LANGUE

Obs. XIX. — « Le 23 septembre dernier (1), j'opérais à Château-Thierry, avec la précieuse assistance du docteur Cardot, qui m'avait appelé, une vigoureuse fillette de six ans, atteinte de croup. J'employais le procédé en un temps de de Saint-Germain.

L'incision et la pose de la canule avaient été faites en moins de temps qu'il n'en faut pour l'écrire, et j'avais entrebâillé la porte pour annoncer à la famille l'heureuse issue de l'opération, tout en priant qu'on n'entrât pas avant que la toilette de l'enfant fût faite. Ces pourparlers avaient duré moins d'une demi-minute.

En revenant à mon opérée que mon confrère

(1) C'est encore un fait qui a précédé ceux de l'hôpital Trousseau, lesquels se sont produits le 7 novembre.

nettoyait et maintenait assise, je la vois tout à coup laisser tomber sa tête sur son épaule et pâlir; les pupilles se dilatent, les mâchoires sont flasques, ainsi que les membres; c'est la syncope, c'est la mort (du moins nous le croyons tous). Et dans la chambre voisine les parents se réjouissent! Tableau!

J'enlève la canule, j'introduis dans la trachée le dilatateur Laborde (à trois branches) que je fais maintenir tout grand ouvert par un aide, je flagelle la région précordiale, je pratique la respiration artificielle : rien, pas un mouvement.

Alors je pense au *procédé de la langue.* Je saisis cet organe avec une pince à griffes, et, craignant que la première manifestation du retour de la vie ne soit une convulsion, je prie le docteur Cardot de maintenir les dents écartées avec le manche d'une cuiller, pour éviter qu'elles ne coupent la langue pendant le spasme.

En effet, au bout de *cinq ou six tractions* (comme dans les cas du docteur Moizard), il se produit une inspiration, puis la face se recolore; elle rougit d'abord, puis noircit et l'enfant se raidit : c'est la convulsion prévue. Le confrère tient bon sa cuiller, je continue les *tractions*, et l'enfant rend, par l'incision trachéale, une énorme fausse membrane, qui avait été la cause de tout le mal.

Cinq minutes après, la canule est remise et tout est rentré dans l'ordre.

Je dois à la vérité de dire que l'enfant mourut quand même, mais seulement trente-six heures après, par les progrès de la diphtérie.

Grâce au procédé de la langue, le résultat opératoire avait été sauvé, ainsi que l'honneur de l'intervention professionnelle ! »

La puissance d'action du procédé des *tractions rythmées de la langue*, avec sa supériorité sur celle de tous les autres procédés qui ont échoué quand il réussit, et devient la suprême et la plus sûre ressource, est donc bien démontrée dans l'asphyxie et la mort apparente à la suite de la trachéotomie pour cause de croup, et il est probable, il est même certain que la méthode ayant maintenant pénétré dans nos services hospitaliers, elle y sera employée, les cas échéants, avec les résultats efficaces qu'elle promet.

Mais il y a plus, nous estimons qu'à une certaine période de l'asphyxie croupale elle-même, et avant l'intervention de la trachéotomie, les *tractions linguales* pourraient être essayées, avec d'autant plus d'espoir et d'avantages qu'elles provoquent, en même temps, et facilitent particulièrement l'expulsion des fausses membranes, ainsi que l'ont montré les faits précédents de l'hôpital Trousseau.

Nous signalons à nos confrères des hôpitaux d'enfants cette application, d'ailleurs de toute simplicité et sans inconvénient possible.

Notre prévision à l'égard de l'emploi du *procédé de la langue* dans l'asphyxie diphtéritique trouve un légitime appui dans l'application si heureuse qui en a été faite, dans un cas extrême d'asphyxie par bronchite capillaire (catarrhe suffocant), par un honorable confrère de Montauban, M. le docteur Boriez, ancien médecin-major, qui a bien voulu nous le communiquer, dans les termes suivants :

Obs. XX. — ASPHYXIE ET MORT APPARENTE A la suite de Bronchite capillaire (suffocante) RAPPEL A LA VIE PAR LES TRACTIONS RYTHMÉES DE LA LANGUE SURVIE DÉFINITIVE

Montauban, le 18 décembre 1893.

Voici près d'un an que j'ai l'intention de vous écrire pour vous communiquer un fait extraordinaire de rappel à la vie par votre *procédé des tractions rylhmées de la langue*; et j'ai toujours hésité, au dernier moment, craignant de provoquer à l'Académie et ailleurs un sourire d'incrédulité...

J'étais d'autant plus autorisé à cette sage réserve que les quelques confrères auxquels j'avais raconté ce cas étrange paraissaient plutôt enclins à penser que mon interprétation pouvait être erronée.

Or, après les observations multiples et variées que j'ai lues dans le *Bulletin* de l'Académie, mes scrupules n'ont plus de raison d'être, et je vous livre mon observation dont vous ferez tel usage qui vous plaira, avec cette impression personnelle, toutefois, que si quelqu'un, il y a un an, m'avait raconté pareille histoire, j'aurais refusé d'y croire. Comme Thomas, j'ai vu et je crois.

« Le vendredi 13 janvier, vers dix heures du soir, je suis appelé en toute hâte chez un de mes clients, M. Loliman, confiseur, 47, faubourg Toulousain, pour une petite fillette, née le 28 décembre précédent, et âgée, par conséquent, de quinze jours seulement. La mère, qui nourrissait elle-même, s'était aperçue que depuis deux jours l'enfant toussait fréquemment et tétait moins bien.

Dans la journée du 13, la toux avait augmenté, et l'oppression était devenue telle qu'on se décida à me faire appeler d'urgence le soir à dix heures.

Je trouvai, en effet, la petite malade dans un état que je jugeai très grave. L'oppression était extrême, 75 respirations par minute ; le pouls absolument incomptable, la face très pâle, sauf une petite rougeur violacée au niveau des pommettes, la peau sèche et chaude.

A l'auscultation, râles sous-crépitants et sibilants dans toute la hauteur des deux poumons.

Je fis part de mes appréhensions pour une terminaison rapidement fatale, et je prescrivis : cataplasmes sinapisés sur la poitrine, enveloppement des membres dans l'ouate sinapisée et taffetas gommé, potion au cognac et acétate d'ammoniaque.

Le lendemain matin, à sept heures, on revenait me chercher en toute hâte, parce que l'état paraissait s'être beaucoup aggravé.

J'arrivai et trouvai l'enfant dans l'état suivant : figure complètement cyanosée, respiration superficielle dépassant 80, pouls absolument insensible, yeux vitreux, extrémités refroidies.

Je n'eus pas de peine à faire comprendre que l'état était désespéré, et que la mort n'était plus qu'une affaire de quelques minutes. Néanmoins, pour faire plaisir à la famille, je proposai de faire immédiatement chauffer de l'eau pour administrer un grand bain sinapisé. Pendant que le père de l'enfant était passé à la cuisine pour procéder à cette besogne, je restai seul dans la chambre avec la mère, observant l'enfant. La cyanose faisait rapidement place à une pâleur livide, le pouls n'était plus perceptible, encore quelques mouvements respiratoires *irréguliers*, et tout était fini ; l'enfant était bien morte.

La mère poussait des cris désespérés, ma situation était très pénible; pour me donner une contenance, plutôt que poussé par une considération médicale, l'idée me vint de faire des *tractions de la langue.*

Je saisis la langue de l'enfant avec le coin d'un mouchoir et je me mis à faire des *tractions rythmées*, attendant, non sans impatience, que le mari qui se trouvait dans la cuisine, au rez-de-chaussée, vint me fournir le moyen de m'échapper. Le petit cadavre était depuis environ cinq minutes soumis à cette manœuvre, quand se produisit un faible bruit trachéal; je continuai les tractions, et une inspiration ou plutôt un râle se produisit. A ce moment le mari arrivait avec son bain. Je plongeai l'enfant dans le bain fortement sinapisé, et pendant que le père soutient le tronc, je continue les tractions rythmées, auxquelles je joins des pressions rythmiques sur le thorax.

Des inspirations irrégulières se produisent; encouragé, je continue ces manœuvres pendant vingt minutes, jusqu'à ce que la respiration devienne plus régulière, que le visage se colore légèrement.

Je pratique dans le bain même une injection sous-cutanée de 1/2 gr. d'éther; la sinapisation n'ayant produit aucune trace de révulsion sur la peau, je fais ajouter au bain de l'eau très chaude que ma main a peine à supporter; la coloration rouge de la peau se produit. Je cesse les tractions de la langue, tout en continuant la respiration artificielle par pressions rythmées du thorax; et, voyant que les mouvements respiratoires s'exécutent assez bien, je sors l'enfant du bain et je l'enveloppe dans une épaisse nappe de coton.

On lui donne quelques gouttes d'eau sucrée alcoolisée qui sont difficilement avalées; je prescris : potion au cognac et acétate d'ammoniaque, quelques cuillerées de café, et je me retire satisfait du résultat obtenu, mais convaincu que je n'avais fait que reculer de quelques instants une mort inévitable.

Le soir, je renouvelle l'injection sous-cutanée d'une demi-seringue d'éther et je plonge de nouveau la petite malade dans le bain sinapisé. La poitrine est remplie de râles sous-crépitants, la respiration toujours très fréquente et superficielle, l'état général, en somme, aussi mauvais que possible.

Le traitement a été suivi d'une façon très rigoureuse pendant les jours suivants; et j'ai revu matin et soir la petite malade, intrigué que j'étais dès lors de voir la tournure définitive de la maladie.

Or, après toutes ces péripéties, ma petite malade a fini par guérir de sa bronchite capillaire, et j'ai cessé de la voir le 2 février seulement, c'est-à-dire une vingtaine de jours après le début de la maladie.

Aujourd'hui, cette petite fillette est un bébé magnifique, qui n'a rien à envier aux plus beaux enfants de son âge.

En résumé, j'ai ramené à la vie, par les *tractions rythmées* de la langue, une enfant *morte de bronchite capillaire*; et, après cette véritable résurrection absolument imprévue, la vie s'est maintenue, en équilibre, instable pendant quelques jours, mais en somme définitive.

Quelle conclusion tirer d'une semblable observation? Et serait-on fondé à espérer quelques succès d'une pratique semblable? Je me garderais bien de mettre à mon passif pareille proposition; mais cela prouve une chose que l'on connait déjà: que, chez l'enfant, la mort peut être apparente sans que les conditions de viabilité aient totalement disparu; et que s'il paraît puéril d'ériger en principe les tractions rythmées de la langue chez les enfants morts de maladie ayant évolué naturellement, on ne saurait trop recommander ce procédé chez les enfants nés en état de mort apparente.

J'ai vu des enfants, accouchés par des sages-femmes, jetés dans un coin de la chambre au bout de quatre à cinq minutes de respiration artificielle mal pratiquée, qui auraient parfaitement pu revenir à la vie en de meilleures mains.

Et puisque je prononce le mot de sages-femmes, l'Académie ne ferait-elle pas une œuvre éminemment utile en rédigeant, à leur intention, une très courte instruction pour leur apprendre d'abord la pratique antiseptique que seules connaissent les jeunes, et ensuite la nouvelle pratique des *tractions rythmées de la langue* pour les enfants nés en état de mort apparente.

Que d'existences pourraient être ainsi sauvegardées! »

Nous nous associons complètement à ces très judicieuses remarques de notre confrère, que nous félicitons de son succès.

Mais nous nous croyons, de plus, autorisé à y ajouter ceci : c'est que de même que pour le croup — ainsi que nous le disions précédemment (p. 55) — les TRACTIONS LINGUALES peuvent très rationnellement être tentées à la période asphyxique de la bronchite suffocante, comme traitement même de la maladie, le cas ci-dessus de M. le Dr Boriez nous semble justifier pleinement cette application.

Il convient de rapprocher de ce fait le cas ci-après d'une enfant de vingt jours, sauvée, par le procédé des *Tractions linguales*, de l'asphyxie à la suite de *toux spasmodique*.

Je dois la communication de ce fait à mon honoré confrère et homonyme de Biarritz, M. le docteur LABORDE.

Obs. XXI. — MORT APPARENTE ASPHYXIQUE PAR TOUX SPASMODIQUE CHEZ UN ENFANT AU VOISINAGE DE LA NAISSANCE RAPPEL A LA VIE PAR LE PROCÉDÉ DE LA LANGUE

« Le 6 novembre dernier, j'étais appelé auprès d'une petite fille de vingt jours atteinte depuis une semaine de *toux spasmodique*. Au cours de ma visite, l'enfant fut prise d'une quinte violente suivie de spasme de la glotte avec *asphyxie complète et état de mort apparente*.

Je saisis la langue avec des pinces et, par des *tractions rythmées*, combinées à la respiration artificielle, je parvins, au bout de dix minutes environ, à rétablir la respiration. »

Quoique un peu laconique en sa relation, cette observation m'a paru, ainsi qu'à son auteur, digne d'intérêt, à cause de la jeunesse du sujet et de la forme de l'accident à laquelle le nouveau procédé a été appliqué : L'asphyxie consécutive aux affections spasmodiques de la glotte et laryngo-bronchiques semble, en effet, constituer l'une des indications favorables à l'action rapide et puissante du procédé des tractions rythmées de la langue.

A part les faits qui précèdent, les *accès d'asthme*, surtout d'asthme nerveux, essentiel, en pourront fournir, croyons-nous, des exemples probants, si nous en jugeons par un cas, que nous avons eu déjà l'occasion d'observer, et dans lequel les *tractions linguales* réalisées, sur notre conseil, par le malade sur lui-même, à la période prodromique et au commencement de l'accès, faisaient avorter celui-ci, et en constituaient le traitement préventif absolument efficace.

Nous signalons à nos confrères cette application, de nature à leur rendre des services inespérés.

Cet appel a été entendu, et au moment où nous terminions ce chapitre, nous recevions de M. le docteur Groussin (de Bellevue-Meudon) l'intéressante communication suivante :

Obs. XXII. — LES TRACTIONS RYTHMÉES DE LA LANGUE

DANS UN ACCÈS AIGU D'ASTHME CARDIAQUE

« Dès l'instant que vous aviez trouvé, par le *Procédé de la langue*, le moyen de ranimer les points des centres nerveux qui président aux fonctions de la respiration et de la circulation, il était tout naturel d'en déduire que ce procédé était applicable à toute crise où ces fonctions sont en détresse.

C'est ce que j'ai fait dernièrement pour une dame de 55 ans, atteinte d'*une crise aiguë d'asthme cardiaque ;* sirop d'éther, sinapismes, ventouses sèches, frictions, rien n'y faisait, ou à peu près ; impossible de faire accepter à la malade et à son entourage une piqûre de morphine.

J'eus l'idée de recourir aux *tractions de la langue ;* les assistants acceptèrent d'un air incrédule, et je vous avouerai que moi-même je doutais presque autant qu'eux.

Eh bien, après dix minutes de cet exercice, la malade revenait à elle et la crise était conjurée.

Je me propose d'employer votre procédé même dans l'*angine de poitrine*, et en un mot dans toute affection où le médecin suppose ou affirme qu'il y a gêne cardiaque ou pulmonaire, ou les deux à la fois. »

Le projet d'user, à la première occasion, du *procédé de la langue* dans l'*angine de poitrine* est des plus rationnels, et je ne saurais trop l'encourager. Parmi les causes de mort subite ou rapide, l'angine de poitrine est certainement une de celles qui, je l'ai dit dès le début de ces recherches, me paraissent les plus justiciables des *tractions rythmées* de la langue, non pas seulement comme moyen de *revivescence* dans l'état de *mort apparente*, mais encore comme moyen d'atténuation ou de prévention de l'accès qui mène à ce résultat fatal, à la condition de mettre assez tôt le procédé en œuvre, dès la menace ou dès le début de l'accès.

V

LES TRACTIONS RYTHMÉES DE LA LANGUE

DANS LA SYNCOPE SIMPLE

Il convient de rapprocher des asphyxies par syncope respiratoire, la *syncope cardiaque simple*, au traitement de laquelle un confrère (de Bordeaux), M. le docteur BALADE, a eu l'excellente idée de faire l'application des *tractions rythmées de la langue* (1).

Cette application, disions-nous à ce propos, est parfaitement et logiquement indiquée, et ses résultats favorables se conçoivent et s'expliquent par ce fait physiologique que le rappel de la respiration, c'est-à-dire de la fonction hématosique, agit secondairement sur le fonctionnement du *cœur*, dont il incite et réveille les contractions, accidentellement suspendues.

Il importe de remarquer, en outre, que la facilité immédiate de la pratique du procédé de la langue, accessible à tous, rend son intervention précieuse dans les cas tels que ceux de *syncope*, où il est nécessaire d'agir avec promptitude. Aussi son emploi ne saurait-il être assez vulgarisé en de pareilles circonstances, et il devrait, ce nous semble, être affiché dans tous les postes de secours, comme pour la *noyade*, et indiqué à tous ceux qui sont appelés à donner les premiers soins.

(1) Communication à la Société d'*Anatomie et de Physiologie* de Bordeaux (séance du 3 octobre 1892).

La mise en pratique du *procédé de la langue* n'empêche et ne contrarie, du reste, en aucune façon, le renversement simultané de la tête en bas qui doit être immédiatement réalisé dans la syncope.

Parmi les cas de *mort apparente syncopale*, en voici un dû à une hémorrhagie *post partum*, qui est bien de nature à montrer la puissance du *procédé de la langue*, et dont nous devons la relation à M. le docteur Maurice Charles (de Marseille) :

« Le procédé des *tractions rythmées* de la langue, dit notre confrère, dans l'asphyxie avec mort apparente, porté à la connaissance du public médical par M. Laborde, vient de se signaler en mes mains par un nouveau succès, ainsi qu'on peut s'en rendre compte par l'observation suivante :

LES TRACTIONS RYTHMÉES DE LA LANGUE

DANS LA SYNCOPE PAR HÉMORRHAGIE.

Obs. XXIII. — « Louise V..., âgée de 30 ans, accouche à minuit sans grandes douleurs. L'accouchement a été rapide et s'est opéré sans aucune difficulté.

Au bout de quelques instants, lorsque l'accoucheuse eut procédé à l'expulsion de l'arrière-faix, elle s'aperçut que l'accouchée perdait du sang avec abondance ; elle administra un gramme de seigle ergoté sans grand succès d'ailleurs, car cet agent hémostatique, ayant été abandonné, et, d'autre part, les vaisseaux de l'utérus continuant à donner abondamment, la sage-femme, voyant que la situation se gâtait, me fit appeler deux heures après le début de l'hémorrhagie.

Quand j'arrivai auprès de la patiente, je pus juger immédiatement son état. Une dyspnée très intense oppressait la malade ; la peau, d'une froideur cadavérique, était empreinte d'une sueur visqueuse, le pouls, d'une faiblesse extrême, était si peu perceptible, qu'à un certain moment je pus le croire tout à fait disparu.

La patiente était en outre en proie à des syncopes fréquentes extrêmement pénibles pour l'entourage.

Il fallait agir vite, car le temps était mesuré. Ayant plongé ma main dans la matrice, je ramenai au dehors de nombreux caillots accumulés dans la cavité utérine, je revins plusieurs fois à la charge, je pratiquai la ligature des quatre membres, fis une injection d'ergotine, plaçai de la glace sur l'abdomen, et pratiquai à grande eau le lavage de l'utérus.

J'en étais là, lorsque la sage-femme chargée de surveiller, tant bien que mal, la respiration et le pouls, me fit part, toute troublée, de ses appréhensions, bien fondées, car la malade ne respirait plus, les contractions du cœur étaient arrêtées, tout semblait fini, et, au dire des parents, il ne restait plus qu'à jeter le drap sur la figure.

Me ravisant, je voulus tenter un dernier effort; l'accouchée avait eu, avant mon arrivée, de fréquentes syncopes, et je fus amené à penser que cet état de mort pouvait parfaitement n'être qu'apparent.

Je me rappelais avoir lu, dans la *Tribune médicale,* des observations relatant les succès de la méthode Laborde, dans les cas de mort apparente, et, à tout hasard, je me mis en devoir de pratiquer les *tractions rythmées de la langue*. Au moyend'une pince hémostatique, adhérente à l'extrémité de cet organe, je fis plusieurs tractions.

A la treizième, j'eus la satisfaction de voir le sujet faire une inspiration profonde, suivie d'une forte expiration ; la vie revenait.

C'était, par conséquent, bien une syncope, seulement elle était plus prolongée que les autres, ce qui s'explique bien par l'énorme déperdition sanguine qu'eut à subir l'organisme et partant le cerveau.

L'éther phosporé fut prescrit en injection hypodermique; j'y joignis les toniques, les stimulants, les frictions sèches et un lavement d'infusion forte de café, sans oublier l'alcool *largà manu*.

Je n'ai publié cette observation que pour bien mettre en évidence la supériorité du procédé Laborde, sur tous les autres moyens de rappel à la vie usités dans une pareille circonstance; les procédés de Marschal-Hall, de Sylvester, de Faccini, que j'ai vu employer tour à tour dans des cas où la vie semblait tout à fait disparue, ne m'ont pas paru avoir fourni plus de succès, à eux tous réunis, que le procédé Laborde, beaucoup plus simple et plus pratique. »

VI

LE PROCÉDÉ des TRACTIONS RYTHMÉES de la LANGUE

DANS L'ASPHYXIE ET LA MORT APPARENTE

PAR LE TÉTANOS ET L'ÉCLAMPSIE.

L'asphyxie *tétanique* et la mort apparente, qui en est la conséquence, parait être également justiciable du procédé de la Langue, ainsi que le démontre le fait ci-après, dont je dois la relation à mon très distingué confrère, M. le docteur FÉLIZET, chirurgien des hôpitaux :

ASPHYXIE TÉTANIQUE CONJURÉE PAR LE PROCÉDÉ DES TRACTIONS RYTHMÉES DE LA LANGUE.

Obs. XXIV. — « Le 4 mars 1893, un enfant âgé de 9 ans, le nommé L....., habitan 34, rue de Rivoli, a été blessé à l'avant-pied par un coup de feu accidentel (cendrée-bourre).

On fait un pansement antiseptique, sans débridement, et sans recherche et ablation des projectiles.

Appelé le 11 mars, je constate du *trismus.*

Le 12 mars, à huit heures du matin, *tétanos confirmé.*

L'enfant est porté sur la table d'opération ; pendant ce transport, il est pris d'une *crise tétanique,* qui le met en état de *mort apparente.*

J'ouvre immédiatement la bouche avec des attelles, et je pratique des « *tractions de la langue* », selon le procédé de Laborde.

Après deux minutes, *la respiration se rétablit,* et l'opération peut être réalisée : elle consiste dans l'ablation de deux métacarpiens et l'enlèvement des corps étrangers.

— L'enfant succombait, le soir, à une nouvelle crise tétanique. »

N'y a-t-il pas lieu de penser, d'après ce qui précède, que la mort eût pu, encore une fois, être conjurée, si l'on eût renouvelé, dans cette nouvelle crise, les tractions linguales ?

Quoi qu'il en soit, l'efficacité du procédé dans l'asphyxie *tétanique* ne semble pas douteuse, et c'est là une indication nouvelle, qu'il importe de ne pas négliger (1).

Une application des plus heureuses du procédé des *tractions rythmées de la langue* à l'asphyxie avec mort apparente, consécutive à des *accès éclamptiques*, a été faite par mon très honoré confrère et compatriote, M. le docteur VIGNEAU (de Salies-de-Béarn), dans des conditions, véritablement dramatiques, relatées dans la lettre et la communication suivantes :

« Dans le numéro du 12 août du *Concours médical* j'ai lu votre article, reproduit d'après la *Gazette des Hôpitaux*, sur votre procédé de tractions rythmées de la langue dans les diverses asphyxies. Je me fais un plaisir de vous communiquer l'observation suivante

(1) Au dernier moment, notre confrère, M. le docteur AUBIN (de Marans), que nous retrouverons plus loin à propos de l'asphyxie des nouveau-nés, nous communique, par l'intermédiaire de la *Revue médico-chirurgicale de la Province* (25 février 1894, n° 4, p. 54), une observation inédite de rappel momentané de la fonction cardio-respiratoire et de la vie dans un cas d'asphyxie *tétanique*, chez un jeune homme de 26 ans. On a pu, chez ce malade, maintenir le fonctionnement respiratoire et cardiaque, durant une nuit entière, à l'aide des *tractions linguales*; et ce n'est que lorsqu'on les suspendait que la respiration et le pouls cessaient. (Voir aussi *Tribune médicale* du 8 mars 1894).

que vous pourrez compter à l'actif des résurrections dues à votre procédé.

Obs. XXV. — « Le 17 du mois dernier, une jeune femme est prise d'attaques d'éclampsie vers les sept heures du soir. On court chez tous les médecins de la station : j'arrive le premier.

« Il s'agit d'une primipare de dix-neuf ans, mariée depuis neuf mois, accouchée normalement depuis une demi-heure. Chloro-anémique depuis l'âge de seize à dix-sept ans, œdème considérable des membres inférieurs depuis plusieurs mois, sans que son état eût attiré l'attention d'une vieille sage-femme, pour lui faire suivre un régime spécial.

« Les attaques d'éclampsie se succèdent avec une intensité et une rapidité effrayantes ; la malade est maintenue avec peine sur son lit ; j'ordonne une saignée, pas de lancette ; pendant qu'on court en chercher une et une potion au chloral et au bromure, les attaques ne discontinuent pas.

« Je pratique une forte saignée : deux assiettes à soupe.....

« Trois confrères, les docteurs Dupourqué, Petit et Dufourcq, arrivent successivement ; encore quelques attaques, puis la malade ne bouge plus, ne respire plus, son pouls cesse d'être perceptible. *État de mort apparente.*

« Je fais deux injections d'éther sans résultat efficace.

« Les cris, les hurlements des nombreux assistants, le départ du prêtre, des confrères qui viennent d'ausculter le cœur... tout confirme la mort.

« Au milieu de l'égarement général, je demande une aiguille et un fort fil (je n'avais pas de pinces) et suis assez heureux pour pouvoir saisir la langue entre les dents contractées sur un bouchon que j'avais, à mon arrivée, introduit entre les maxillaires.

« On m'a abandonné le *cadavre*, — et, seul, penché sur le corps, tandis que je pratique les *tractions rythmées en tenant entre mes dents* le fil passé à sa langue, je fais avec les mains et les avant-bras des pressions thoraco-abdominales énergiques.

« Après une quinzaine de minutes, je crois reconnaître une inspiration ; le pouls n'est pas revenu, à peine un léger susurrus au cœur; je reprends les tractions..... et finalement, dix minutes après, la respiration et la circulation sont rétablies.

« Je ne dirai que deux mots de ce qui a suivi : Potion bromo-chloralée, lavements *idem*, glace sur la tête, diurétiques, lait.

« Le lendemain la cécité disparaissait; actuellement la malade est guérie.

« Il y a quelques jours, un des confrères qui m'avait assisté au début me disait : « Vous avez eu un beau succès grâce au procédé Laborde, » et comme c'est tout à fait mon avis, je suis heureux de le reporter à son auteur en le lui signalant. »

L'idée ingénieuse d'opérer les tractions de la langue à l'aide d'un fil passé dans celle-ci et tenu entre les dents, de façon à permettre en même temps l'usage des mains pour pratiquer simultanément les pressions thoraciques de respiration artificielle, peut, au besoin, favoriser la réussite du procédé, et elle mérite d'être retenue surtout pour les cas où l'opérateur est seul et sans aide : mon confrère a su en tirer, comme on vient de le voir, un excellent parti. Mais je n'oserais proposer, en principe, cette modification technique du procédé, dans la crainte que les tractions linguales ne soient pas pratiquées avec la même facilité et la même efficacité qu'avec l'intervention manuelle.

Il résulte de ces faits que, comme il était permis de le pressentir, les asphyxies d'origine *convulsive* peuvent trouver dans le *procédé de la langue* un moyen facile et puissant de les combattre.

A côté du *tétanos* et de l'*éclampsie* qui ont déjà fourni, ainsi qu'on vient de le voir, des exemples des plus probants, je me crois autorisé à placer, en la signalant à mes confrères en situation de faire l'essai, d'ailleurs dépourvu de tout inconvénient et de tout danger, l'ÉPILEPSIE dont les attaques entraînent souvent des accidents asphyxiques d'une gravité extrême et compromettante pour la vie du malade, et qu'il n'est pas impossible de prévenir, ou tout au moins de conjurer dans leurs immédiates et funestes conséquences, par l'application des *tractions linguales*.

VII

LES TRACTIONS RYTHMÉES DE LA LANGUE A LA SUITE DU FOUDROIEMENT ÉLECTRIQUE ET DE LA MORT APPARENTE QUI EN RÉSULTE

Je dois à mon collègue et ami, le docteur DEJERINE, professeur agrégé à la Faculté, la connaissance d'un fait de rappel à la vie par les *tractions linguales*, à la suite de l'état asphyxique, avec mort apparente, déterminé par l'action sur l'homme de forts courants électriques.

La relation de ce fait est donnée dans le *Journal de Genève* du 2 novembre 1893, dans le feuilleton ayant pour titre : « REVUE INDUSTRIELLE », *les courants électriques aériens et souterrains*, et portant la signature Ed. LULLIN.

L'auteur de l'article, après avoir insisté sur les dangers des conducteurs électriques aériens à forts courants, destinés à l'éclairage électrique des villes (il s'agit, en ce cas, de la ville de Besançon), et placés au-dessus des toits à une hauteur insuffisante, et non isolés, et après avoir rappelé le cas d'une victime foudroyée par un de ces contacts accidentels, et qui, malgré toutes les tentatives, ne put être rappelée à la vie, ajoute les réflexions suivantes, qu'il fait suivre de la relation d'un second cas, dans lequel les *tractions linguales* ont eu un résultat absolument efficace.

Nous reproduisons textuellement le récit d'autant plus intéressant de l'auteur, qu'il parait peu familiarisé, on s'en aperçoit facilement, avec les choses de la médecine :

« Ceux qui sont ainsi foudroyés par le courant électrique sont dans le même état que les noyés, c'est-à-dire dans un état d'asphyxie, et le traitement à leur faire pour essayer de les ramener à la vie consiste à provoquer une respiration artificielle, qui, quelquefois, finit par faire revenir la respiration naturelle. Mais il faut persévérer longtemps dans ce traitement, car chez M. B. il avait fait disparaître la couleur noire de la peau produite par l'asphyxie du foudroiement, et lui avait rendu une teinte de vie et même une légère transpiration, mais il n'avait malheureusement été fait que trop tardivement, et malgré ces phénomènes la mort a été bien dûment constatée le troisième jour par le seul critère souverain, la décomposition organique.

Mais les effets des forts courants électriques sur l'homme sont encore si peu connus que nous tenons à citer encore ici un cas récent et spécial dans lequel un ouvrier de notre connaissance a eu la vie sauvée par un traitement qu'on peut taxer de bizarre, mais qu'il peut être utile de connaître.

Obs. XXVI. — Cet ouvrier avait été foudroyé, au haut d'un poteau-support, et par suite de circonstances particulières, par un courant alternatif de plus de 2,000 volts, et il avait été emporté dans la pharmacie voisine, la main brûlée par le câble, le corps tout noir, et pour ainsi dire à l'état de *cadavre*.

Le pharmacien, plein d'initiative et d'énergie, eut l'inspiration de chercher à produire une respiration artificielle, en *prenant avec une forte pince la langue du malheureux et en la tirant dehors de la bouche, puis en la refoulant au fond*, et cela alternativement pendant plus d'une heure, grâce au concours de quelques aides faisant relai.

La respiration artificielle ainsi énergiquement provoquée finit, à la grande joie de tous, par ramener enfin, en mettant en action les centres nerveux que nous possédons dans la région centrale de notre buste, la respiration naturelle, et l'ouvrier ainsi sauvé a repris aujourd'hui sa vie ordinaire : sa main seule, à demi-carbonisée par le câble, reste en traitement, car les blessures faites par le courant électrique sont, chose singulière, particulièrement longues à guérir. »

Le traitement taxé de « bizarre » et qui a opéré, encore ici, une véritable résurrection, après *une heure* de manœuvre persistante, dont il convient de féliciter hautement le pharmacien, que nous regrettons de ne pouvoir désigner par son nom, n'est autre, comme on vient de le voir, que le procédé des *tractions rythmées de la langue.*

C'est une nouvelle extension de ses indications et de son application dans le champ des asphyxies de toute nature et de toute provenance ; et cette extension est loin d'être sans importance, quand on songe au développement progressif des applications pratiques de l'électricité, sans parler des accidents assez fréquents du foudroiement naturel, également tributaires de la nouvelle méthode de traitement.

VIII

LE PROCÉDÉ des TRACTIONS RYTHMÉES de la LANGUE

DANS L'ASPHYXIE DES NOUVEAU-NÉS

Parmi les asphyxies, celle du nouveau-né, si fréquente, et si souvent fatale, ne devait pas tarder à attirer l'attention sur l'application possible et facile du *procédé de la langue.*

Nous venions à peine de le faire connaitre que M. le docteur Ch. PÉRONNE (de Sedan), dont nous avons, depuis, à regretter la perte, réalisait cette application, avec un plein succès, dans trois cas d'*asphyxie chez des nouveau-nés*, dont il nous donnait lui-même la relation dans les termes suivants :

TROIS CAS DE RAPPEL A LA VIE DE NOUVEAU-NÉS EN ÉTAT DE MORT APPARENTE

A L'AIDE DES TRACTIONS RYTHMÉES DE LA LANGUE

« C'est — dit M. le docteur Ch. Péronne — deux ou trois jours après votre première communication à l'Acaménie de médecine (commencement de juillet 1892) que j'ai eu l'occasion d'employer, avec succès, le *procédé de tractions successives et rythmées de la langue*, chez un nouveau-né, qui ne présentait plus le moindre signe de vie.

Obs. XXVII. — Il s'agissait d'un accouchement très naturel, sans aucune anomalie que des contractions utérines très énergiques et *ininterrompues* pendant toute la durée du travail, qui avait été relativement courte. Il n'y avait aucune circulaire du cordon.

J'ai été d'autant plus heureux du résultat que deux ans auparavant la jeune mère, dans des conditions d'accouchement absolument identiques, avait donné le jour à un enfant à terme et en état de mort apparente, sans qu'aucun des moyens connus jusqu'alors, insufflation, respiration artificielle par l'élévation alternative des bras et compression du thorax, frictions, tapottements, bains chauds et froids alternatifs, m'eussent permis de le ranimer...

Je me suis servi simplement de la pince à pansements de trousse. Au bout de quelques tractions, l'enfant a eu *une sorte de hoquet*, et la respiration s'est établie.

Comme elle faiblissait parfois, j'ai eu recours à plusieurs reprises au procédé, et l'enfant se ranimait toujours. Il est vrai de dire qu'une fois la première manifestation de vie obtenue, j'employai simultanément les autres moyens, frictions, tapottements, bains chauds, etc.

L'enfant est aujourd'hui une superbe petite fille que ses parents eussent été dans la désolation de voir mourir, comme cela était arrivé à son aîné.»

Obs. XXVIII et XXIX. — « Depuis, j'ai obtenu deux succès aussi complets, l'un à la suite d'une laborieuse application de forceps au détroit supérieur dans un cas de bassin rétréci, mais franchissable; l'autre à la suite d'un accouchement simple très retardé par des circulaires multiples du cordon.

« Dans les deux circonstances, il n'y avait, chez le nouveau-né, aucun signe de vie. Les choses se passèrent comme dans le premier cas, et la première manifestation fut encore cette sorte de petit hoquet signalé plus haut.

« Je ne sais pas, dit en terminant M. le docteur Péronne, si le succès sera le même dans tous les cas; mais je n'hésiterai jamais, en pareil occurrence, à employer *d'abord le procédé de la langue*, dont l'action me paraît plus rapide et plus sûre que toute autre, et pendant l'application duquel l'enfant ne court aucun risque. »

Il me paraît superflu, disais-je à mon tour en communiquant ces faits à l'Académie de Médecine (29 novembre 1892), d'insister sur l'importance pratique de ces résultats, qui justifient pleinement mes prévisions, et l'appel que j'adressais, à la fin de ma dernière communication, à mes collègues, MM. les accoucheurs.

Il est juste aussi de féliciter M. le docteur Ch. Péronne de son heureuse initiative, que je m'applaudis d'avoir suggérée.

Les prévisions et l'appel, auxquels il vient d'être fait allusion, étaient suggérés par une communication précédente, d'un médecin-vétérinaire, M. E. Mutelet (de Mouillonpont, Meuse), qui venait de faire un très heureux essai de *procédé de la langue* dans un cas d'asphyxie de nouveau-né, chez le veau.

Voici la relation succincte, mais très instructive de ce cas, qui nous a été transmise par l'auteur, grâce à l'obligeante intervention de M. le professeur Raillet (d'Alfort), et qui est aussi consignée dans le n° 41 (15 novembre 1892) du t. IX du *Recueil de médecine vétérinaire*, p. 685-86 :

RAPPEL A LA VIE D'UN VEAU NAISSANT EN ÉTAT D'ASPHYXIE

A L'AIDE DES TRACTIONS RYTHMÉES DE LA LANGUE

« Ce procédé — dit M. E. Mutelet, après en avoir rappelé la technique — peut être appliqué à tous les cas de mort apparente et, en particulier, aux cas de mort apparente des nouveau-nés.

Obs. XXX. — Je viens d'en faire l'essai sur un veau. Il y avait mort apparente après l'accouchement. Le nouveau-né ne respirait pas.

On avait déjà mis en jeu tous les moyens connus, sans aucun résultat, sans avoir déterminé un seul mouvement respiratoire. Le cœur battait encore faiblement.

C'est alors que j'ai pensé devoir recourir au procédé Laborde, si simple, si pratique et, en même temps, si supérieur aux autres.

La langue est saisie avec la main et attirée fortement au dehors et en avant (il ne faut pas craindre de la saisir avec force et de tirer hardiment sur elle).

Immédiatement, un *hoquet* énergique. Puis plus rien. Nouvelle traction ; nouveau hoquet. Et, après une courte série de tractions, les hoquets deviennent de plus en plus bruyants, puis la respiration s'établit, d'abord précipitée, et bientôt régulière.

Pour la production des premiers hoquets, il fallait manœuvrer énergiquement ; pour les suivants, une faible pression des doigts sur la partie libre de la langue, et même le simple contact de la main déterminaient une réaction brusque et violente.

Le nouveau procédé est tout simplement merveilleux. »

C'est à la suite de cette relation que je m'adressais à mes collègues les accoucheurs en ces termes :

« Qu'il me soit permis d'appeler l'attention de MM. les accoucheurs sur cette heureuse application, qu'ils peuvent avoir l'occasion de renouveler dans les cas fréquents, et parfois si rebelles, d'*asphyxie du nouveau-né.* »

Depuis ces premiers et heureux essais, qui ont ouvert la voie, les faits de cette nature se sont multipliés à l'envi, pour ainsi dire, et c'est l'*asphyxie du nouveau-né* qui a fourni, — comme on va le voir, — le plus fort contingent de succès à l'application du *procédé de la langue;* succès d'autant plus remarquables, qu'ils ont été obtenus, généralement, alors que tous les autres moyens habituellement en usage, même l'*insufflation*, ont été épuisés, et ont échoué, — les *tractions linguales* ne venant que comme ressource ultime, désespérée, et n'ayant été employée, parfois, comme l'ont sincèrement déclaré quelques confrères, sans foi ni confiance de leur part.

Il était d'un réel intérêt de colliger tous ces faits, jusqu'à présent connus, et de les rapprocher, non seulement pour l'affirmation incontestable de l'efficacité, hors de pair, du procédé, mais aussi pour bien montrer les conditions diverses dans lesquelles sa mise en pratique semble être indiquée et devoir réussir.

Le 10 janvier 1892, notre honorable confrère (de Paris), M. le docteur KRISTOYANAKI, communiquait à l'Académie de Médecine le fait suivant :

RAPPEL A LA VIE PAR LE PROCÉDÉ LABORDE D'UN ENFANT NOUVEAU-NÉ EN ÉTAT DE MORT APPARENTE;

APRÈS L'ESSAI INFRUCTUEUX DES AUTRES PROCÉDÉS EN USAGE.

« J'ai l'honneur de communiquer à l'Académie de Médecine un nouveau cas de rappel à la vie, par le *procédé de M. Laborde*, d'un enfant nouveau-né en état de mort apparente; cas dans lequel avaient échoué tous les autres moyens habituellement en usage :

Obs. XXXI. — Le 25 novembre dernier, Madame L... était prise des douleurs de l'enfantement au huitième mois de la grossesse, et accouchait prématurément d'un enfant *en état complet de mort apparente.*

L'expulsion s'était faite au milieu d'une hémorrhagie assez abondante : l'enfant ne respirait pas, était pâle et anémié ; son corps était mou et flasque.

Je fis immédiatement une ligature provisoire, et je sectionnai le cordon qui n'était animé d'aucun battement vasculaire.

Puis je me mis à l'œuvre, et, *pendant une heure et demie,* j'employai tous les moyens connus pour ramener l'enfant à la vie : d'abord des aspirations, avec le tube de M. Ribemont, qui ont débarrassé le larynx d'une grande quantité de mucosités mélangées avec du sang ; ensuite l'insufflation laryngée avec le même instrument, suivie d'expiration provoquée par pression sur la cage thoracique ; frictions à l'alcool sur tout le corps, bains chauds, respiration artificielle.

J'ai eu recours alternativement ou simultanément à tous ces moyens *pendant une heure et demie* sans aucun résultat. L'enfant ne respirait toujours pas ; ses battements cardiaques étaient imperceptibles.

C'est alors que j'ai pensé, fort heureusement, au procédé préconisé par M. Laborde pour ramener à la vie des noyés et asphyxiés en état de mort apparente ; et, saisissant la langue de l'enfant avec une pince hémostatique, j'ai exercé des *tractions répétées* au dehors et en avant.

Au bout d'un temps assez court, un léger mouvement respiratoire se produisit.

Encouragé, j'ai continué la manœuvre, et une minute après, seconde respiration plus énergique et plus bruyante ; puis une autre ; puis chaque *traction* était suivie d'une respiration, et finalement la respiration

6

s'est établie, avec sa spontanéité, d'une façon régulière.

L'enfant, qui pesait 1,400 grammes, placé dans une couveuse et nourri d'abord à la cuiller, puis au sein, dès qu'il a pu le prendre, se porte aujourd'hui très bien. »

Lorsque se sont produits devant l'Académie les premiers résultats de l'application du procédé des tractions rythmées de la langue, dans la mort apparente consécutive aux diverses asphyxies, notamment à l'*asphyxie des nouveau-nés*, je faisais la remarque que, très probablement, plusieurs de ces faits, qui tendent à se multiplier à mesure que se vulgarise le procédé, n'étaient pas encore venus à ma connaissance, soit qu'ils ne m'eussent pas été communiqués personnellement, soit qu'ils n'eussent pas été livrés à la publicité.

Or, je recevais bientôt après de mon très honoré confrère, M. le docteur E. Massart, médecin en chef de l'hôpital de Honfleur, communication du remarquable fait suivant, qui prouve que je ne me trompais pas dans mes prévisions :

NOUVEAU CAS DE RAPPEL A LA VIE D'UN NOUVEAU-NÉ

par les tractions rythmées de la langue

APRÈS L'ÉCHEC DES AUTRES PROCÉDÉS,

ET EN PARTICULIER DE L'INSUFFLATION

Obs. XXXII. — « Mme F..., 4e accouchement en dix ans. — Grossesse normale.

Premières douleurs le 9 décembre 1892, vers 7 heures du matin. Je vois la malade à 8 heures : col dilaté, présentation occipitale.

A 8 heures 1/2, rupture de la poche des eaux, et, en même temps, expulsion de l'enfant.

Liquide verdâtre, cordon flétri, très court : enfant sans cri, sans mouvement, pâle ; le ventre en bateau, collé à la colonne vertébrale ; l'aspect d'un *lapin vidé*.

De 8 heures 1/2 à 9 heures 1/4, j'essaie tous les moyens pour rappeler l'enfant à la vie : insufflation, aspiration, respiration artificielle, flagellation, bains chauds avec farine de moutarde, vinaigre sous le nez, sinapismes, titillation de la luette, chatouillement des pieds et des mains, etc.

Au bout de ces 3/4 *d'heure*, je regarde l'enfant comme mort, je considère qu'il n'y a plus rien à faire ; mais la mère me regarde tout le temps, et *je ne sais comment me débarrasser de ce que je considère comme un cadavre;* j'ai peur qu'elle sache trop vite la vérité (c'est une hystérique chez qui je crains la moindre impression).

Alors, mais alors seulement, je pense au procédé Laborde, et, je vous l'avoue, sans grande confiance. J'étais excusable d'y avoir pensé si tard, car c'était nouveau alors (9 décembre 1892) et je ne l'avais pas vu employer dans ce cas.

Je saisis la langue avec une pince à pansement, et je fais les *tractions rythmées*, et en même temps je continue la respiration artificielle — celle-ci par intervalles.

Au bout de dix minutes environ, il me semble que l'enfant exhale un souffle ; est-ce une illusion de mes sens, ou de l'air que j'avais insufflé qui revient !

Peu d'instants après, nouveau souffle avec mouvement des lèvres, l'enfant revivait, puis mouvement du thorax ; nouveaux souffles, le ventre est moins creux, et peu à peu reprend sa forme normale.

Vers neuf heures et demie, l'enfant pousse un premier cri, faible, il est vrai, puis de temps en temps un nouveau cri.

Une heure après, vers onze heures, tout va bien.

Aujourd'hui, âgée de sept mois, l'enfant se porte aussi bien que possible. »

Ce fait, disais-je en le communiquant à l'Académie, que je signale expressément à l'attention de mes honorables collègues, MM. Tarnier et Budin, se passe de commentaire, et je n'en ferai aucun. Je me permettrai seulement d'insister encore une fois sur cette particularité que, dans ce cas comme dans la plupart de ceux que j'ai déjà relatés, le *procédé de la langue* a réussi là où les autres moyens habituels, sans excepter l'*insufflation*, avaient échoué.

M. le docteur Aubis (de Marans, Charente-Inférieure) me communiquait, à son tour, la relation suivante d'un nouveau cas de rappel à la vie d'un nouveau-né en état asphyxique de mort apparente :

Obs. XXXIII.— « Je vous adresse une observation (aussi succincte que possible) qui me paraît être une nouvelle confirmation de l'utilité absolue des *tractions rythmées de la langue* dans l'asphyxie du nouveau-né, sans obstruction des organes respiratoires.

« J'ai eu dernièrement à pratiquer, au forceps, un accouchement sur un sujet âgé de trente-huit ans, primipare, d'un nervosisme exagéré.

« Le moindre attouchement provoquant des crises nerveuses et, d'autre part, le travail étant arrêté après la perte complète des eaux, depuis plusieurs heures, je me décide, avant d'intervenir, à pratiquer l'anesthésie au chloroforme (J'ai employé exclusivement au début la voie buccale. Je n'ai pourtant jamais constaté de syncope avec l'autre mode d'administration. Je donne toujours le chloroforme en le mélangeant largement à l'air, au moyen d'une compresse roulée en manchon et ouverte aux deux extrémités).

« L'application du forceps sur la tête dans l'excavation est assez laborieuse, bien que la position soit normale; cela tient à un rétrécissement considérable de la vulve peu élastique, et au col utérin dilatable, mais non dilaté.

« A la suite de tractions prolongées, et après avoir été forcé d'obtenir, au moyen de la vis de pression, le maximum de réduction de la tête fœtale, j'ai reçu un enfant bien conformé, mais absolument cyanosé, inerte, qui n'a tout d'abord présenté aucune réaction et n'a poussé aucun cri.

« Les battements du cordon n'existaient plus, et sa section a donné issue à du sang absolument noir.

« Confiant la délivrance à la sage-femme, j'ai pratiqué immédiatement sur l'enfant les *tractions rythmées de la langue*, et, après un quart d'heure, on observait de légers efforts respiratoires.

« J'ai remarqué que la cyanose avait diminué

avant même que les mouvements de la respiration aient été perceptibles, ce qui prouve que sous l'influence des tractions, l'hématose se faisait, pour ainsi dire, à l'état latent.

« La manœuvre a été prolongée pendant vingt minutes environ, jusqu'au moment où l'enfant a poussé les premiers cris.

« Ce nouveau-né est, à l'heure actuelle, en parfaite santé. »

Voici donc un fait nouveau à ajouter à ceux que nous avons déjà fait connaître, qui commencent, comme on le voit, à se multiplier, et qui concourent à démontrer l'action favorable et puissante du *procédé des tractions rythmées de la langue* dans l'asphyxie du nouveau-né, de même que dans la plupart des autres espèces d'asphyxie.

Dans le cas qui précède, notre honoré confrère, M. le docteur Aubin, a eu immédiatement recours aux *tractions linguales* : nous estimons qu'il a fort bien fait, et qu'il y a un réel avantage à mettre en œuvre, sans perdre de temps, ce procédé, qui n'exige aucune préparation, et est d'une simplicité absolue d'application.

Presque en même temps, je recevais d'un honorable confrère du Calvados, M. le docteur Goueux, la relation suivante d'un autre cas de rappel à la vie d'*asphyxie du nouveau-né*, dans des conditions qui démontrent, encore une fois, l'efficacité, hors de pair, du procédé.

Obs. XXXIV. — « Je crois devoir vous signaler un fait qui m'a vivement impressionné.

Ayant amené ces jours-ci, par une application de forceps, un enfant en état de mort apparente, j'ai mis en usage pour le ranimer tous les moyens classiques : flagellation, bain très chaud, frictions alcooliques, insufflation après nettoyage de la gorge, respiration artificielle. J'ai employé tous ces moyens *avec persévérance pendant un assez long temps* et avec un insuccès complet.

J'avais, je vous l'avoue, perdu tout espoir, quand la pensée me vint d'essayer les *tractions rythmiques de la langue* que vous avez proposées.

Je saisis cet organe avec une pince à pansements et me mis à l'œuvre *avec peu de foi*, mais avec conscience.

Au bout de deux ou trois minutes une inspiration se produisit, et, à ma grande surprise, et à la profonde stupéfaction des assistants, petit à petit la respiration se rétablit, et l'enfant est aujourd'hui très bien portant.

Celui-là assurément vous doit la vie.

Aussi, faisant de bon cœur amende honorable de mon scepticisme du début, je vous offre l'expression de mes sentiments les plus respectueux et les plus reconnaissants pour le service que m'a rendu votre découverte. »

Parmi les cas de cette espèce, il n'en est pas venu à ma connaissance d'aussi intéressant et d'aussi probant, tant par les conditions dans lesquelles il s'est produit, que grâce au soin particulier, avec lequel il a été relaté dans ses détails les plus circonstanciés, — que le cas suivant, dû à un de nos confrères italiens, M. le docteur DE-MINICIS ETTORE (de Rimini), qui a eu l'aimable obligeance — dont je le remercie vivement — de me l'adresser, dans son extrait complet, tiré de la *Gazzetta degli Ospitali*, et dont j'ai cru devoir donner une traduction littérale et complète :

LES TRACTIONS DE LA LANGUE

Selon la Méthode de Laborde

DANS L'ASPHYXIE DES NOUVEAU-NÉS

Par le docteur DE-MINICIS ETTORE, de Rimini (Italie).

« Dans la séance du 22 novembre dernier de l'Académie de Médecine de Paris, M. Laborde, faisant une de ses communications sur la *méthode des tractions de la langue dans les cas d'asphyxie par les gaz des égouts*, se demandait si ce procédé ne pourrait pas être utilisé pour *rappeler à la vie les nouveau-nés* en état de mort apparente; or, comme il n'est encore venu à ma connaissance aucun cas d'*asphyxie des nouveau-nés* dans lequel cette méthode ait été expérimentée (1), il ne me semble ni inutile, ni sans intérêt pratique de publier l'observation suivante :

Obs. XXXV. — « Appelé d'urgence, dans la nuit du 19 décembre dernier, dans la maison de Jean de la Rocca, je trouvai son épouse — femme déjà avancée en âge et multipare — en travail d'accouchement, avec des douleurs faibles et inefficaces, depuis environ trente-six heures. L'inertie utérine, l'écoulement continu du sang des parties génitales externes, lequel ne provenait certainement pas d'ulcérations de la matrice ou du vagin, mais indubitablement dû au détachement partiel et précoce du placenta, inséré, néanmoins, à son point normal, l'extrême faiblesse des battements du cœur du fœtus, et par-dessus tout les grandes souffrances de

(1) Notre honoré confrère italien ne connaissait pas, évidemment, les faits qui, déjà à cette époque, avaient été observés et traités, avec succès, par le docteur Péronne (de Sedan).

la patiente qui, exténuée par la perte de sang et la longue durée du travail, suppliait qu'on la soulageât le plus vite possible, me décidèrent à intervenir, de suite, activement.

« Sans m'arrêter aux préliminaires de peu d'intérêt, et m'en tenant surtout au résultat, je dirai seulement que je fus contraint d'appliquer le forceps sur la tête, bien fixée au détroit supérieur, et que, à la suite de quelques et faciles tractions, j'amenai un fœtus à terme, du sexe féminin, complètement asphyxié, mais vivant toutefois, ainsi qu'en témoignaient encore les battements du cœur, quoique extrêmement débiles.

« Bien que cet état de la nouvelle-venue nécessitât de prompts et énergiques secours, je dus, néanmoins, la confier à une parente de l'accouchée — n'ayant pas avec moi de sage-femme — parce que l'hémorrhagie pressante et l'inertie persistante de l'utérus m'obligèrent à faire immédiatement l'extraction manuelle du placenta, que je trouvai presque complètement décollé, ainsi que je l'avais préalablement diagnostiqué. Il ne me fallut pas moins, ensuite, pour faire se contracter efficacement l'utérus, exciter son activité, en stimulant et irritant sa paroi interne, avec ma main droite introduite dans sa cavité, pendant que ma gauche — je n'avais personne pour m'assister — pratiquait des frictions sur l'hypogastre.

« Ayant enfin obtenu une forte contraction, et par suite la cessation de l'hémorrhagie, je pus passer à l'examen de la nouveau-née, que la dame à qui je l'avais confiée considérait comme réellement morte, n'ayant retiré aucun résultat de l'emploi des moyens que je lui avais suggérés : aspersion d'eau froide sur le corps et sur le visage, immersions réitérées et alternatives dans l'eau chaude et froide. Je confesse toute ma crainte d'entendre la dame dire la vérité, en songeant au temps sensiblement long que j'avais dû consacrer à secourir la mère, depuis l'accouchement — secours que je viens de décrire soigneusement à l'instant même ; mais, par une auscultation attentive, je pus me convaincre que la *bambina* vivait encore. Il est vrai que les pulsations cardiaques, à peine perceptibles, et que la constitution extrêmement débile de l'enfant faisaient fortement douter de sa résistance vitale, sans compter l'état asphyxique; cependant je considérais comme un ferme devoir de mettre en œuvre tous les préceptes de l'art, dans le but de la ramener à la vie, me rappelant les paroles de Baglivi :

« *Quamdiu anima in corpore remanet, semper aliquid ex admirabili arte nostra sperandum.* »

« En conséquence, ma première pensée fut le cathétérisme des voies aériennes, pour les débarrasser des matières étrangères qui avaient pu accidentellement y pénétrer, mais que je trouvai en minime quantité, par la raison que l'asphyxie provenait de l'empêchement des échanges gazeux — à cause du décollement constaté et précoce du placenta — plutôt que de la respiration anticipée et de la pénétration consécutive de corps étrangers (mucus, sang, méconium, etc.) dans l'arbre respiratoire. D'ordinaire, l'introduction elle-même du cathéter, ainsi que l'observe Schrœder (1), suscite une stimulation par suite de laquelle l'enfant se met à respirer; mais, dans mon cas, aucun effet ne se traduisit, pas davantage ni mieux, en insufflant doucement, par le cathéter, de l'air dans les poumons, et le faisant ensuite sortir au moyen d'une légère pression exercée sur le thorax, comme le conseille le même Schrœder (2) dans les asphyxies graves.

« J'eus alors recours à la respiration artificielle, en mettant en œuvre, l'une après l'autre, et pendant un certain temps, les méthodes de Schultze et de Pacini; mais voyant qu'aucune ne réussissait, que les contractions du cœur s'affaiblissaient de plus en plus jusqu'à devenir absolument imperceptibles, je ne crus plus devoir insister avec ces méthodes, ni tenter les autres communément employées (de Marshall-Hall, de Sylvester, de Bain), je résolus, comme *ultima ratio*, d'es-

(1) Manuel d'obstétrique; p. 693.
(2) *Loc. cit.*

sayer la méthode de Laborde, bien que je n'eusse pris connaissance, dans la communication déjà citée (1), que de brefs renseignements.

« Ayant donc placé le nouveau-né dans la position demi-assise, sur le bord du lit, et le faisant maintenir par la dame sus-nommée, j'ouvris la cavité buccale, et, saisissant la langue entre le pouce et l'index de la main droite, je commençai à exercer sur elle des tractions, à des intervalles brefs et réguliers, les rendant graduellement plus fortes; et quelles ne furent pas ma surprise merveilleuse et ma satisfaction, après un intervalle de temps nécessité par une *vingtaine* de tractions, environ, de voir se soulever le petit thorax, en même temps que j'entendais la *bambina* émettre un léger vagissement !

« Je continuai, alors, plein de confiance dans le succès, à exécuter les dites tractions, et, m'aidant des aspersions d'eau très froide sur le petit corps — stimulus cutané qui, comme il a été dit, avait été inutilement employé dans le principe — je pus, au bout de peu de temps, voir s'établir une respiration régulière, complète, avec des vagissements maintenant vigoureux.

« Un tel succès véritablement inespéré et dû, uniquement, à la méthode de Laborde, pendant que les autres procédés étaient restés absolument sans effet, m'a engagé à publier mon cas, sans attendre de l'avoir expérimenté dans d'autres occasions, certainement fréquentes, qui pourront se présenter à mes confrères.

« Je m'estimerai pleinement satisfait d'avoir fait connaître à mes collègues mon observation, si, grâce à elle, peuvent être rappelés à la vie les enfants voués à la mort dès leur naissance. »

(1) *Gazzetta degli Ospitali*, 6 déc. 1892, p. 1351. — *Riforma medica*, anno 1892, vol. IV, n° 285, p. 716.

AUTRE CAS DE RAPPEL A LA VIE D'UN NOUVEAU-NÉ EN ÉTAT D'ASPHYXIE.

Obs. XXXVI. — Le 5 mai dernier je recevais de M. le docteur Roux (de Lorient) la courte mais expressive lettre suivante :

« Je viens porter à votre connaissance la résurrection que j'ai opérée par le *procédé de la langue*, sur un nouveau-né, Victor Demay, 8, rue de la Corderie, le 1er courant.

« J'ai été appelé, la tête étant au détroit supérieur avec procidence du cordon.

« A l'auscultation le stéthoscope ne faisait entendre aucun battement du cœur.

« Le forceps Tarnier est appliqué rapidement.

« L'enfant ne respire pas ; les pulsations du cœur sont à peine perceptibles à la main, et très rares.

« Les *tractions sur la langue* ont amené des hoquets de plus en plus rapprochés, suivis d'une respiration régulière.

« Le premier cri a été émis après 10 minutes.

« Voilà un citoyen qui vous doit la vie. »

Le *Journal de Clinique et de Thérapeutique* du docteur Huchard publiait dans son numéro du 1er juin dernier, dans sa correspondance des départements, la relation suivante :

DES TRACTIONS SACCADÉES DE LA LANGUE

Dans l'asphyxie des nouveau-nés.

Layrac (Lot-et-Garonne), 3 juin 1893.

« Voici une observation de nature à intéresser les praticiens, en leur montrant le parti que l'on peut tirer des *tractions saccadées de la langue* dans l'asphyxie des nouveau-nés.

Obs. XXXVII. — Le 15 avril dernier, je suis appelé dans un village voisin de ma résidence auprès d'une femme en couches. Au moment où j'arrive chez la parturiente le travail était commencé depuis 18 heures environ. Nous avions affaire à une occipito-iliaque postérieure. La tête était très bien descendue. Mais comme la rotation ne s'était pas faite, et que, d'un autre côté, les douleurs étaient devenues très lentes, je jugeai qu'une intervention était nécessaire, et je fis une application de forceps qui amena très rapidement un bel enfant. L'enfant avait crié, et, ne remarquant sur lui rien d'anormal, je le confiai à la sage-femme. Je fis replacer la malade dans son lit et je passai dans la chambre à côté pour procéder à une toilette sommaire de mes mains, en attendant le moment de faire la délivrance. C'est alors que je fus appelé, en toute hâte, par la sage-femme, qui me dit que l'enfant asphyxiait et qu'elle essayait vainement de le faire revenir.

Je m'emparai immédiatement de l'enfant et je fis tout ce qui est recommandé en pareil cas : frictions stimulantes, bains chauds et bains froids, insufflation et respiration artificielle, tout fut employé sans résultat. Il y avait déjà dix longues minutes que j'employais inutilement tous ces procédés, et je me disposais à abandonner le petit être voyant que tout était inutile, quand l'idée me vint d'employer les tractions saccadées de la langue suivant le procédé préconisé par le Dr Laborde. Immédiatement je demandai un mouchoir, je saisis la langue du nouveau-né entre le pouce et l'index de la main droite, et je commençai les tractions rythmiques de la langue, pendant que de l'autre main je faisais des pressions également saccadées sur la poitrine.

Au bout de deux minutes environ, qui me parurent longues comme des siècles, une inspiration profonde se produisit, puis, après un assez long intervalle, une seconde inspiration.

Petit à petit la respiration devint plus fréquente, la cyanose disparut graduellement pour faire place à une teinte rosée, et enfin l'enfant pleura. Il était sauvé. »

Dr ESCANDE.

NOUVEAU CAS DE RAPPEL A LA VIE D'UN NOUVEAU-NÉ EN ÉTAT D'ASPHYXIE PAR LES TRACTIONS RYTHMÉES DE LA LANGUE

à la suite de l'échec des autres moyens en usage

Le 29 septembre, je recevais de mon honorable confrère de Saint-Mandé, le docteur GRACH, la relation suivante à ajouter à celles de nos précédentes communications :

« Une observation de plus, et un succès à vous offrir.

Obs. XXXVIII. — « J'ai été appelé, le 12 septembre dernier, auprès d'une de mes clientes, primipare, âgée de 38 ans, boitant du côté droit, à la suite de convulsions de l'enfance.

« Madame Dreyfuss, sage-femme à Saint-Mandé, pratiquait l'accouchement et m'avait demandé à une heure du matin : la malade effrayée se décida, à cinq heures du matin seulement, à subir l'application du forceps, qui fut faite sur une tête haute et encore mobile en O. T. G. A. L'enfant saisi est extrait en état d'asphyxie et de *mort apparente*.

« Ligature du cordon. Flagellation, frictions excitantes, bain chaud, *insufflation* avec le tube de Ribemont sans succès.

« Nous désespérions et allions l'abandonner, lorsque je me rappelai soudain votre procédé si simple, je le mis en pratique avec la pince que je pus trouver, et à la stupéfaction de M. D..., à mon étonnement, car j'étais sceptique, l'enfant revint à la vie.

« Aussi Madame Dreyfuss a-t-elle commandé une pince à cadre spécial (voir plus loin, p. 182, la pince de Budin) pour faire à l'avenir les tractions rythmées de la langue.

« Je vous remercie personnellement, etc. »

De M. le docteur RIGABERT, de Surgères, le 1er octobre 1893 :

Obs. XXXIX. — « Il y a quinze jours, je faisais une application de forceps chez une primipare pour une présentation du sommet en occipito-sacrée.

« Malgré les efforts de la femme, la tête n'avait en aucune façon progressé, et la sage-femme qui assistait à l'accouchement me faisait demander pour le terminer.

« Au moment de mon arrivée, la tête était, depuis quatre heures, dans la même position.

« L'application du forceps, faite rapidement, amena un enfant du sexe masculin en *état de mort apparente*.

« Confiant la surveillance de la délivrance à la sage-femme, je me mis en devoir d'exercer des *tractions rythmées de la langue* : au bout de quelques minutes, l'enfant poussait son premier cri.

« Je n'ai pas cru devoir recourir à la flagellation et autres procédés, ayant plus de confiance dans la rapidité de votre méthode.

« Je tenais à vous signaler ce cas, d'abord comme confirmation du procédé que vous recommandez, — puis pour engager tous les praticiens à recourir à ce moyen, dans tous les cas où il est applicable. »

TROIS CAS D'ASPHYXIE AVEC MORT APPARENTE CHEZ DES NOUVEAU-NÉS.

APPLICATION DU PROCÉDÉ DES TRACTIONS RYTHMÉES DE LA LANGUE : UN SUCCÈS ET DEUX INSUCCÈS.

M. le docteur A. Béal (de Saignes, Cantal) a eu l'obligeance, dont nous le remercions pour nous et surtout pour le service qu'il rend à la pratique par cette communication, de nous adresser trois observations d'*asphyxie de nouveau-nés*, dans lesquelles il a fait l'application du procédé des *Tractions rythmées de la langue*, avec un succès complet dans un cas, et insuccès dans les deux autres.

Ces deux insuccès, les seuls qui soient parvenus à notre connaissance, à part celui que M. le professeur Tarnier a communiqué à l'Académie, mais qui a pu se produire, de l'aveu même de mon savant collègue et ami, à la suite d'une incomplète application du procédé, ces deux insuccès, dis-je, sont très instructifs, comme on va le voir, et constituent, par l'interprétation qu'ils suggèrent, un enseignement précieux pour les indications et l'opportunité de l'emploi de la méthode, et une juste appréciation des résultats qu'il est permis d'en attendre.

Voyons, d'abord, la relation des faits, telle qu'elle nous a été textuellement transmise par notre honoré confrère :

Obs. XL. — « Le 18 avril 1893, je fus appelé auprès d'une femme en couches, dont l'enfant se présentait par le *siège* (extrémité pelvienne décomplétée).

La parturiente, âgée de 28 ans, primipare, était épuisée par un travail qui se prolongeait depuis la veille, et il ne se produisait presque aucun effort d'expulsion. La poche des eaux étant rompue depuis longtemps, et les fesses engagées, je me décidai immédiatement à faire une application de forceps sur le siège, que j'amenai facilement hors de la vulve. La résistance du périnée étant assez grande, j'éprouvai quelque difficulté à terminer l'accouchement et à dégager la tête.

Je reçus un enfant bien conformé, mais *inerte* et *cyanosé*. Le sang qui s'écoula, après la section du cordon, était noirâtre.

Sans m'attarder aux moyens généralement indiqués, *je saisis aussitôt la langue de l'enfant sur laquelle j'exerce des tractions rythmées*, pendant que je fais exécuter des pressions thoraciques vigoureuses.

Après cinq minutes, environ, de ces manœuvres, il se produit une inspiration assez forte, et je m'aperçois que les pommettes commencent à se colorer.

Peu à peu les mouvements respiratoires se succèdent avec plus de régularité, la circulation se rétablit et l'enfant ne tarde pas à crier. Un quart d'heure ne s'était pas écoulé que déjà je pouvais le considérer comme complètement hors de danger.

Il a vécu trois semaines environ, mais je n'ai pas eu connaissance de la maladie à laquelle il a succombé n'ayant pas été appelé à lui donner mes soins. »

Nous n'ajouterons aucun commentaire, dont il se passe, du reste, à ce cas suivi d'un succès très net; nous ferons remarquer seulement — et cette remarque a, comme on va le voir, une particulière importance — que l'accouchement, malgré ses quelques difficultés, n'a pas duré plus de *cinq minutes*.

Obs. XLI. — « Primipare, âgée de 23 ans. Le travail commence le 25 avril au soir.

J'arrive auprès d'elle vers minuit, et je constate une présentation de la face. N'ayant pu la convertir en présentation du sommet, et l'engagement n'ayant pas lieu, e parviens à repousser la tête et à faire la version qui me permit d'amener un enfant vigoureux; mais dans le même état que celui qui a fait l'objet de la première observation. Toutefois on percevait par intervalle les battements du cœur.

Les *tractions rythmées de la langue* exercées sans relâche amenèrent, au bout de quelques minutes, une inspiration assez profonde avec légère coloration de la face. Cette manœuvre est continuée pendant que je fais pratiquer des pressions abdomino-thoraciques par la sage-femme qui m'assiste. Au bout d'un certain temps, j'obtiens une nouvelle inspiration, mais moins forte que la première. Le facies ne change pas sensiblement. Le cœur bat environ toutes les minutes, mais le nombre et l'amplitude des mouvements ont diminué. Mon insistance à continuer les tractions rythmées me permet d'assister à une troisième inspiration, à peine perceptible.

Malgré l'immersion dans l'eau chaude et la flagellation associées aux tractions rythmées, le cœur cessait bientôt de battre et, au bout de trente-cinq minutes de tentatives, j'étais obligé de renoncer à ramener cet enfant à la vie. »

La particularité qu'*il importe* de relever, dans ce fait, et sur laquelle nous aurons à insister tout à l'heure, c'est la durée de l'extraction du fœtus qui a été d'au moins *dix minutes*. Il est aussi à noter qu'un certain nombre de respirations — quoique inefficaces — se sont produites grâce à l'emploi persistant des tractions linguales.

Obs. XLII. — « Demandé le 8 mai 1893 par une sage-femme qui assistait une femme de 36 ans, primipare, je constate une présentation de l'épaule.

La dilatation étant complète, je romps les membranes et fais la version. Je dégage facilement les jambes et le tronc; mais il m'est impossible d'obtenir la sortie de la tête, malgré tous les moyens usités en pareil cas. Voyant mes efforts infructueux, je confie l'enfant à la sage-femme et me mets le plus rapidement possible à même de faire une application de forceps sur la base du crâne. J'arrive assez facilement à terminer l'accouchement.

Mais pendant ces diverses manœuvres, qui ont duré plus de dix minutes, l'arrêt des fonctions circulatoires déterminé par la compression du cordon ne m'a permis de recevoir qu'un *enfant inanimé*.

Les tractions rythmées de la langue, pratiquées immédiatement, comme dans les observations précédentes, et prolongées pendant plus d'une demi-heure, ont été sans effet, et je n'ai pu, à aucun moment, saisir un indice quelconque qui ait pu m'autoriser à conserver quelque espoir de ranimer ce nouveau-né. »

C'est, en effet, l'impression immédiate que laisse la lecture de ce fait, dans lequel, après les manœuvres qui ont dû être réalisées pour l'extraction du fœtus et la durée relative de ces manœuvres, l'on se trouvait fatalement en présence de conditions d'insuccès de tout procédé, quel qu'il soit.

L'auteur de ces trois observations les résume ainsi lui-même dans les conclusions suivantes :

« J'ai employé votre *procédé de la langue* chez trois enfants nouveau-nés asphyxiés, dont l'accouchement avait eu lieu par le siège :

Dans le premier cas où l'accouchement a pu se faire dans *moins de cinq minutes*, j'ai ranimé l'enfant au bout de *quinze* minutes environ.

Dans le deuxième cas, la durée de l'accouchement après le dégagement des pieds ayant duré près de *dix minutes*, l'enfant n'a pu être ramené à la vie, bien que j'aie obtenu trois inspirations dont l'intensité, il est vrai, allait en décroissant.

Dans le troisième cas, où j'ai été obligé de faire tous les préparatifs d'une application de forceps, alors que le corps de l'enfant était déjà amené au dehors, il s'est écoulé *au moins un quart d'heure* dans l'exécution de ces diverses opérations ; aussi le procédé n'a rien donné. »

Ce résumé topique et très clair — comme, du reste, l'exposé des faits — facilite singulièrement l'interprétation rationnelle des résultats, au point de vue de l'application opportune et efficace du procédé dont il s'agit.

Il est évident que, comme nous nous sommes déjà appliqué à le montrer, le *procédé de la langue*, quelle que soit sa puissance pour le rappel du réflexe respiratoire (et cette puissance, j'ose l'affirmer aujourd'hui, avec des preuves suffisantes à l'appui, n'a pas d'égale dans les autres procédés), a besoin de rencontrer, pour réussir, les possibilités organiques et fonctionnelles qui sont la condition *sine quâ non* de la survie et du rappel du fonctionnement de l'organe, dans l'espèce, du rappel de la fonction respiratoire, momentanément suspendue. Il y a, à cet égard, une limite fonctionnelle, qui constitue, pour ainsi dire, le nœud de la solution ou de la possibilité, et qui résulte du fait même des insuccès, tels que ceux qui viennent d'être produits plus haut : c'est pourquoi, je le répète, ces insuccès sont, en eux-mêmes, fort instructifs. Il ne nous paraît pas douteux, en effet, que la condition essentielle de l'impossibilité de réussir, en ces cas, a été la *longueur relative* de l'accouchement, et surtout de l'extraction du fœtus, résultant, d'ailleurs, de la position anormale intra-utérine : présentation vicieuse dans les trois cas, nécessité de manœuvres plus ou moins difficultueuses pour l'extraction, et longueur, pour le moins, de *dix* minutes dans un cas, de *quinze* minutes dans l'autre, et seulement de *cinq* minutes dans le premier.

Or, tandis que dans le premier cas, où il ne s'est pas écoulé plus de *cinq* minutes, le résultat des *Tractions rythmées de la langue* a été immédiatement favorable, dans le deuxième cas (durée double de *dix* minutes), malgré la provocation de quelques respirations, mais de plus en plus éloignées et décroissantes, la tentative est finalement demeurée impuissante ; et dans le troisième cas (durée triple, de plus de *quinze* minutes), l'impossibilité, et partant l'insuccès, se sont manifestés d'emblée, sans la moindre apparence de reviviscence fonctionnelle.

Ces faits et les conditions qu'ils représentent constituent une véritable démonstration expérimentale, telle que celle que nous avons réalisée pour la submersion et la mort apparente asphyxique qui en est la suite : ces dernières expériences, répétées, avec les variations diverses qui peuvent se rencontrer dans les *noyades accidentelles*, ont déterminé la véritable limite de la possibilité du rappel définitif de la respiration et de la vie, — limite marquée par l'inondation bronchique et du tissu pulmonaire, qui ne permet plus la perméabilité de celui-ci et rend l'asphyxie irrémédiable, pendant que cette dernière achève d'éteindre l'excitabilité des centres nerveux — notamment du centre bulbaire — sans laquelle le réflexe respiratoire ne peut plus s'effectuer d'une manière efficace ; car — fait curieux et qui témoigne de la puissance du procédé — même dans ces conditions extrêmes et irrémédiables, les *tractions linguales rythmées* ont encore le pouvoir de provoquer ce réflexe, en le forçant, pour ainsi dire, à apparaître encore une, deux ou trois fois, qui sont les dernières. C'est exactement ce qui a eu lieu dans le deuxième cas ci-dessus, où plusieurs inspirations ultimes se sont encore produites, mais trop tardives, et, conséquemment, impuissantes (1).

Il n'en faut pas moins, toujours — et quel que soit le retard imposé par les nécessités contingentes du cas — recourir au procédé et le mettre en œuvre avec conscience et persistance, attendu que s'il échoue, pour les raisons que nous venons d'essayer d'apprécier, ce résultat négatif donne, au

(1) Voir, à ce sujet, Yves LECOQ..: *L'asphyxie par submersion et son traitement.* Thèse de Paris, 1893 et plus loin p. 177.

moins, la certitude de la mort, et la satisfaction complète du devoir accompli.

C'est la conduite qu'a tenue notre honoré confrère, et il ne saurait trop en être félicité, tant pour lui-même, que pour le service qu'il a rendu à la pratique, même par ses insuccès inévitables.

Le cas ci-après, qui nous a été communiqué par M. le docteur VIAUD (d'Agon, Manche), mérite d'être rapproché des précédents :

A mesure que je lis vos si intéressantes communications à l'Académie de Médecine, relatives aux *tractions rythmées de la langue*, je m'en veux de plus en plus de ne pas vous avoir communiqué plutôt une observation personnelle qui me paraît être, comme il est d'usage de dire maintenant, très suggestive.

Il n'est peut-être pas encore trop tard.

La voici :

Obs. XLIII. — Le 16 janvier 1893, je suis appelé par la femme L..., 23 ans, qui me déclare être enceinte de 6 mois et demi au plus. Trois jours auparavant, elle s'est fatiguée, a eu froid, tousse et se plaint de *coliques*.

Robuste, bien constituée ; elle a eu une fausse couche antérieure. Après interrogatoire et examen, je reconnais et annonce à la famille les premiers symptômes du travail à son début. L'accident, me semble-t-il, peut être encore évité, mais la malade ne prend pas toutes les précautions désirables et ne garde qu'imparfaitement le repos.

Le lendemain 17, accouchement qui s'opère lentement, faute de douleurs suffisantes. Présentation par le siège. Enfant bien constitué, mais très débile, pesant

1 kil. 920 comme je m'en assurai plus tard. Pas de respiration apparente, bien que je perçoive de très faibles battements du cœur.

L'enfant est vite frictionné, réchauffé et débarrassé des mucosités qui obstruent sa gorge. Respiration artificielle et insufflation bouche à bouche. L'état persiste, alarmant.

Tractions rythmées de la langue. Presque aussitôt à la région précordiale et, de chaque côté, au-dessus des clavicules, au niveau des carotides, se montrent des battements d'abord faibles et qui s'amplifient à mesure que continue la manœuvre. La respiration est à peine appréciable et ne s'affirme bien qu'en plaçant en avant des narines une cuvette de montre.

Dès qu'on cesse les tractions, les battements précordiaux et parotidiens diminuent graduellement, et ils ne reprennent leur amplitude qu'autant qu'on les recommence et qu'on les continue.

Il en est ainsi pendant une heure trente, après quoi l'enfant finit par mourir.

Avec une personne adroite pour me seconder, j'eusse eu une couveuse, je ne sais trop si, né pour mourir, ce petit être n'eût pas vécu.

Quoi qu'il en soit, l'effet des tractions rythmées m'a émerveillé.

Il importe de remarquer que, sans être définitivement efficace, le *procédé de la langue* a, néanmoins, réussi à ramener et à maintenir, durant un certain temps — le temps possible en ce cas — les fonctions purement végétatives de circulation et de respiration.

Le fait suivant, qui appartient à mon collègue et ami, le docteur SOBRE (de Saint-Malo), de même que les deux observations de *noyés* ci-dessus (p. 19), est du plus haut intérêt et mérite toute l'attention de nos confrères :

NOUVEAU-NÉ ABANDONNÉ DEPUIS UNE HEURE

en état d'asphyxie complète et de mort apparente.

RAPPEL A LA VIE PAR LES TRACTIONS LINGUALES

Obs. XLIV. — « Le 7 septembre dernier, arrive tout essoufflée, dans mon cabinet, une femme de mon voisinage, me racontant qu'en rentrant pour dîner (elle était partie le matin, à six heures, pour aller à sa journée) elle avait trouvé sa jeune fille âgée de 18 ans, couturière de son état, couchée, d'une pâleur cadavérique, et aux pieds de son lit, sur le plancher, une grande quantité de sang caillé.

J'accompagnai cette femme chez elle et je pus constater l'exactitude de ce qu'elle venait de me raconter. Chemin faisant je lui avais demandé si sa fille n'était pas enceinte, elle me répondit qu'elle n'en croyait rien, qu'il était vrai que depuis quelque temps elle ne voyait plus ses règles, mais que sa santé générale n'avait subi aucune altération, que sa taille était toujours la même, qu'elle ne lui connaissait aucune relation, enfin qu'elle allait très exactement tous les jours à son travail et qu'elle ne sortait le soir et les dimanches qu'en sa compagnie.

Arrivé auprès de la fille, je lui demandai néanmoins si elle n'avait point eu un *accouchement à terme* ou au moins une fausse couche. Elle nia énergiquement.

Je n'étais point convaincu. Soulevant alors les couvertures, je pratiquai le toucher et trouvai dans le vagin le placenta complètement détaché, le cordon passé sous les fesses.

En présence de ce fait, il lui fut impossible de continuer à nier encore et elle se décida alors à m'indiquer l'endroit où elle avait déposé son enfant qui était venu au monde 45 à 50 minutes avant mon arrivée auprès d'elle.

Cet enfant, du sexe masculin, bien conformé, bien constitué, semblant être venu, à en juger par ses dimensions, à terme, avait été déposé dans un coin de la chambre et recouvert d'une chemise et d'un autre morceau de toile.

Le corps était flasque, décoloré, le cordon avait été déchiré à 25 centimètres de l'ombilic, sans ligature.

Malgré le temps déjà long écoulé depuis l'accouchement, et la fille-mère m'ayant dit qu'il avait crié en venant au monde, j'essayai, quoique n'ayant que bien peu d'espoir, de le faire respirer à nouveau, mais je me rappelai le cas de mon vieux noyé.

Ce fut pendant au moins *vingt minutes* que je pratiquai *les mouvements rythmés de la langue* au nombre de 18 environ à la minute; en même temps je titillais par moments avec l'index gauche le fond de l'arrière-gorge.

Enfin au moment où j'allais cesser et abandonner la partie n'ayant plus d'espoir, j'aperçus de petits *mouvements du côté de la région diaphragmatique*, ainsi que du côté des narines et j'entendis un léger vagissement précédé d'un rejet de mucosités glaireuses.

Continuant alors la manœuvre, je vis la respiration s'établir de mieux en mieux, et bientôt la peau perdit sa teinte cadavérique, la chaleur revint à la surface cutanée, et des cris furent poussés; l'enfant était sauvé et vraiment *ressuscité* au grand ébahissement de la grand'mère, et au grand mécontentement de la jeune mère, je crois.

Mais enfin le lendemain après avoir fait comprendre à celle-ci les graves conséquences de son acte, elle me remercia chaleureusement, me promit de s'attacher à son enfant, auquel elle présenta pour la première fois le sein en ma présence.

Elle a tenu promesse, et son enfant vit et est actuellement un fort beau poupon ne demandant qu'à vivre. »

Que ce fait, ajoute très judicieusement notre confrère et ami, serve d'exemple à la plupart des médecins-accoucheurs qui, quand un enfant vient au monde sans donner signe de vie, font pendant quelques minutes seulement, des efforts insuffisamment prolongés pour le faire respirer. Combien d'enfants naissant en état de mort apparente seraient rappelés à la vie, si l'on y mettait plus de persistance; ce que permet plus que jamais le procédé si simple, si facile et si puissamment efficace des tractions rythmées de la langue. »

Je n'ai pas cessé, du reste, depuis cette époque, et je ne cesse pas de recevoir, journellement, de nouveaux faits, presque invariablement favorables, qui continuent à se multiplier d'autant plus, que la connaissance du procédé s'étend et se vulgarise davantage.

C'est toujours dans ce but de vulgarisation que je faisais, le 19 décembre dernier, la communication suivante à l'Académie :

J'apporte *cinq* cas nouveaux de rappel à la vie par les *tractions rythmées de la langue*, — on peut dire, avec leurs auteurs, de véritable *résurrection*, — de nouveau-nés en état d'asphyxie et de mort apparente, dans des conditions telles que je croirais faillir à un devoir de ne les point faire connaître, afin de montrer toute la puissance du procédé et la confiance et l'espoir qu'il doit inspirer à ceux qui y ont recours avec persistance.

Le premier fait, dont je recevais communication le 26 novembre dernier, de la part de M. le docteur PATIN (de Boulogne-sur-Mer), mérite doublement d'être signalé, à cause d'une particularité observée au cours des tentatives nombreuses et simultanées faites pour ranimer l'enfant, et qui montre bien la supériorité du *procédé de la Langue* sur tous les autres, pour provoquer le retour du *réflexe respiratoire* :

Obs. XLV. — « Permettez-moi, m'écrivait mon confrère, de vous signaler un nouveau succès à ajouter au nombre déjà considérable de rappels à la vie, dûs à l'emploi de votre méthode de *tractions rythmées de la langue*.

J'étais appelé hier auprès d'une femme d'Equiheu, en mal d'enfant depuis plus de vingt-quatre heures, pour une présentation de l'épaule.

J'arrivai près d'elle vers huit heures du soir ; le bras gauche de l'enfant faisait saillie presque en entier en dehors des parties génitales, la poche des eaux était rompue depuis avant midi, le bras s'était présenté à la vulve vers cinq heures.

Je procédai à une version rendue difficile par l'absence totale de liquides, la rigidité de l'utérus,

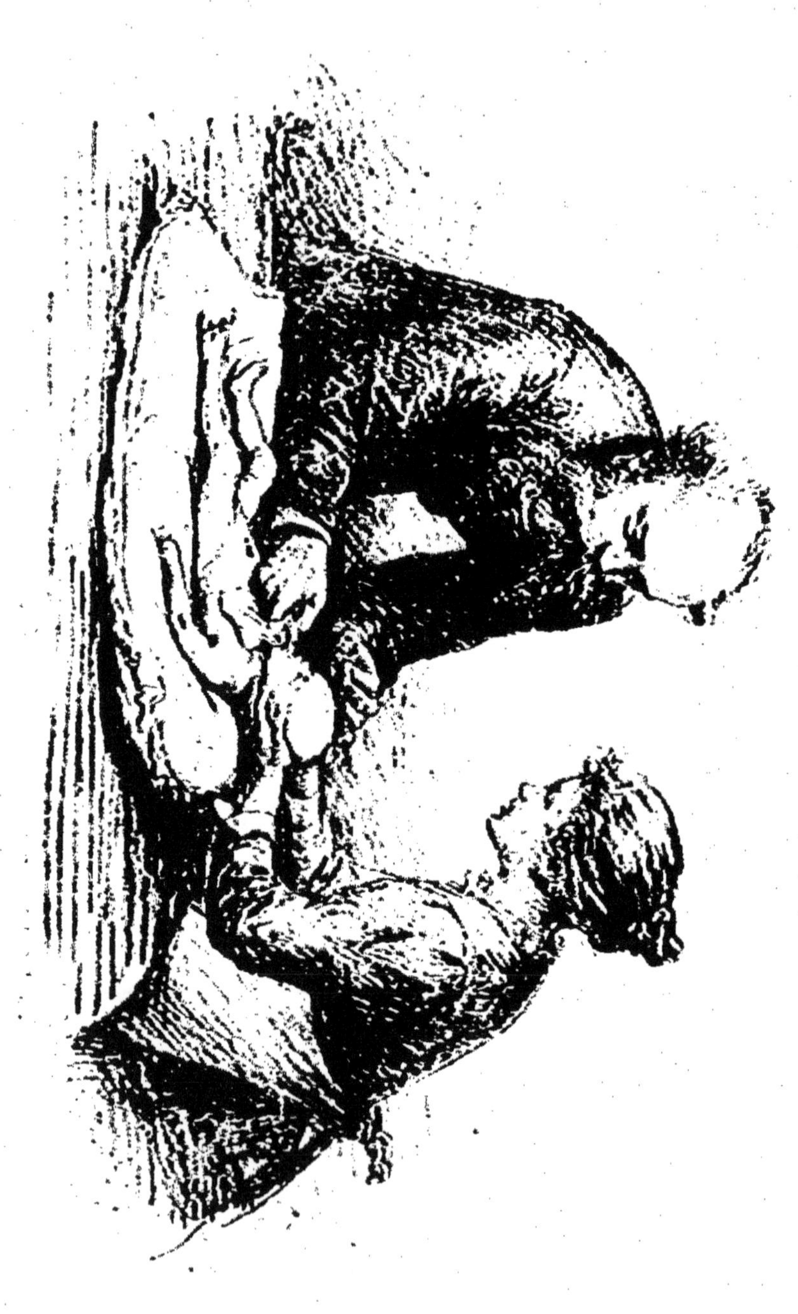

l'absence de contractions, et le volume considérable de l'enfant.

Après des efforts laborieux, celui-ci fut amené dans un état de *mort apparente aussi caractérisé que possible.*

Saisissant alors la *langue avec une serviette* (voir le dessin ci-contre), je lui fis subir des *tractions* que j'associai d'ailleurs aux autres moyens usités en pareil cas : frictions, flagellation, trempage à l'eau très chaude, aspersion violente consécutive avec de l'eau froide, compression et relâchement rythmés du thorax, élévation et abaissement des bras, voire même quelques insufflations faites de bouche à bouche, à défaut de tube laryngien.

Dans cet imbroglio de moyens que l'extrême nécessité me faisait mettre en œuvre, j'ai constaté que *chaque période de traction linguale était suivie d'un réflexe inspiratoire*, sorte de hoquet qui fut le *premier symptôme de rappel à la vie*.

Après trois quarts d'heure de soins constants, la petite fillette respirait, et c'est dans un état aussi satisfaisant que possible que je la quittai, vers neuf heures et demie.

La sage-femme du Portel, Madame SERGENT-HERBEZ, qui m'assistait et qui possède une expérience déjà longue, m'a affirmé n'avoir jamais été témoin d'un retour à la vie dans des conditions aussi problématiques, et souscrit absolument à l'efficacité de votre méthode, qu'elle n'avait jamais vu appliquer, et qu'elle est enchantée de connaître. »

On le voit — et c'est ce qu'il importe de retenir de ce cas intéressant — toutes les fois qu'intervenait, à travers toutes les autres tentatives simultanément et concurremment employées, une période de *Tractions linguales*, alors, et alors seulement, se produisait le *réflexe respiratoire*, dont le retour définitif doit être essentiellement attribué, en ce cas comme en tant d'autres, à l'influence prédominante du procédé en question.

Nous tenons d'autant plus à enregistrer le fait suivant qu'à part le réel intérêt qu'il présente en soi, il nous vient de l'île de la Réunion (commune de Saint-Louis), et qu'il prouve que la pratique du procédé des *tractions linguales*, avec toute son efficacité, a franchi les mers. — Voici, en effet, ce que nous écrivait, le 11 novembre dernier, notre honoré confrère de la Réunion, M. le docteur Cordouan :

« J'ai l'honneur de vous adresser une observation de mort apparente, par asphyxie, d'un nouveau-né ramené à la vie par les *tractions rythmées de la langue*. Le cas date d'hier, il est donc tout récent. C'est un nouvel appoint que je viens joindre aux nombreuses observations que vous avez déjà recueillies sur ce sujet.

« Voici cette observation que je vous envoie dès aujourd'hui, la malle qui part demain ne me permettant pas d'attendre plus longtemps :

Obs. XLVI. — « Appelé le 10 au matin auprès d'une primipare de 24 ans, en travail depuis la veille au soir, 6 heures, je constate que le col n'est pas encore complètement dilaté, les membranes ne sont pas rompues et la présentation est O. I. G. P.

« Vers les 11 heures les choses n'étant pas beaucoup plus avancées malgré des tranchées assez fortes, je fais mettre la malade dans un bain et je romps les membranes à la sortie de ce bain. — Les tranchées, qui étaient assez éloignées, se rapprochent, le travail parait se faire avec plus de régularité; mais vers 1 heure de l'après-midi, voyant les contractions s'éloigner de nouveau et diminuer d'énergie, je me décide à faire l'application du forceps, après avoir constaté que les battements du cœur fœtal paraissaient faiblir.

« J'amène un enfant du sexe masculin, qui ne parait donner aucun signe de vie : la face est pâle, exsangue, les lèvres bleues, pas d'inspiration. — Cependant, après quelques claques données sur les fesses et la plante des pieds, pression du thorax, insufflation, etc., le petit être fait une légère inspiration qui me donne un peu de courage, mais la seconde inspiration n'arrivant pas, et pensant qu'il avait rendu le dernier soupir, je me décide à employer votre procédé de *tractions linguales*.

« Au moyen d'une pince hémostatique de Péan, je saisis la langue et la ramène au dehors; au bout de 3 tractions, l'enfant fait une inspiration; je continue, seconde inspiration, puis une troisième suivie d'une plainte.

« La face se colore, et la respiration s'établit graduellement normale.

« J'ai revu la mère et l'enfant vers les sept heures du soir, ce dernier est très bien, il boit bien et je me félicite d'avoir employé votre procédé qui m'a donné ce résultat si inespéré.

« Vous le voyez, de loin comme de près, votre découverte rend des services inappréciables, et bon nombre d'enfants, qui seraient morts malgré l'emploi rationnel des moyens ordinaires, pourront renaître à la vie : c'est à vous qu'ils le devront. »

M. le docteur Auguste Aigé (de Pithiviers) m'adressait, à son tour, le fait suivant, également des plus remarquables, et qui mérite de figurer à côté du précédent :

« J'ai suivi avec beaucoup d'intérêt les travaux que vous avez consacrés à l'étude des *tractions rythmées de la langue* dans les cas d'asphyxie avec mort apparente.

Je m'étais promis d'employer votre procédé lorsque l'occasion s'en présenterait. Cette occasion vient de se produire.

Obs. XLVII. — Dans la soirée du 12 novembre dernier, je suis appelé par Mademoiselle Beaugendre, sage-femme à Pithiviers, auprès d'une de ses clientes en travail depuis vingt-quatre heures.

Madame L..., âgée d'une vingtaine d'années, primipare, a ressenti les premières douleurs de l'accouchement le 11 au soir. Au début, le travail a marché régulièrement. La poche des eaux s'est percée le lendemain à midi ; à cinq heures du soir la dilatation était complète.

Malgré la persistance des douleurs, l'accouchement ne se terminait pas. Mademoiselle Beaugendre, jugeant une intervention nécessaire, m'envoie chercher à neuf heures du soir.

Je reconnais une *présentation de la face en mento-iliaque gauche antérieure*, avec léger *rétrécissement* du bassin.

J'applique immédiatement le forceps, et après avoir surmonté beaucoup de difficultés, d'abord pour le dégagement de la tête, ensuite pour celui des épaules, j'extrais un enfant très vigoureux de complexion, ayant le tronc entouré d'une circulaire du cordon, et se présentant en état de *mort apparente*.

Tous les moyens recommandés en pareil cas pour ramener l'enfant à la vie sont employés. Voyant leur inutilité, j'ai aussitôt recours au procédé que vous avez si heureusement trouvé, et si minutieusement décrit : saisissant, à l'aide d'une pince à pansement, l'extrémité de la langue de l'enfant, je pratique les *tractions rythmées*, en même temps que je fais exercer des pressions sur le thorax.

Au bout de quelques instants, une inspiration profonde se produit. Les tractions sont continuées, et rapidement la respiration se rétablit, la cyanose disparait, l'enfant crie et ouvre les yeux.

Cette fois encore, ce fut une *véritable résurrection*, et c'est à vous qu'en revient tout l'honneur. Sans votre procédé, cet enfant était voué à une mort certaine.

J'ai attendu, avant de vous envoyer cette note, de pouvoir la compléter par des nouvelles de l'état de l'enfant. C'est actuellement un superbe bébé, ne se ressentant aucunement de l'extrême danger qu'il a couru au moment de sa naissance. »

Dans la série de ces faits qui se multiplient, comme on le voit journellement, vient se placer le suivant, également des plus probants, que nous devons à M. le docteur TEM (de Than Haut-Rhin) :

« Je suis heureux de pouvoir vous signaler un cas où j'ai pu rappeler à la vie un nouveau-né par le *procédé des tractions rythmées de la langue.*

Obs. XLVIII. — Le 12 septembre dernier j'étais appelé chez une femme, primipare, âgée de 29 ans, de petite taille, mais sans anomalie du bassin, en travail depuis deux jours.

La poche des eaux était rompue depuis trente-six heures. Les douleurs, fortes au début, avaient peu à peu diminué et ne revenaient plus qu'à de longs intervalles. Au toucher, je constatai que la tête était engagée dans le petit bassin.

J'appliquai le forceps, et l'extraction de la tête fut vite faite; par contre, les épaules ne voulaient pas suivre. Ce ne fut qu'après avoir dégagé un des bras que je pus amener l'enfant qui présentait toutes les *apparences de la mort.* Le tout avait duré six à sept minutes.

Après avoir essayé, sans aucun succès, la respiration artificielle, le bain, les flagellations, etc., bref tout l'arsenal des moyens recommandés en ce cas, y compris le procédé de Schultze (« *Schwingungen* ») très en vogue en Allemagne, je me souvins fort heureusement de votre procédé et commençai au bout d'un quart d'heure à l'appliquer.

Après une dizaine de tractions que j'exerçai en tenant la langue de l'enfant avec un mouchoir, je perçus une première et profonde inspiration, suivie bientôt de beaucoup d'autres. Les contractions du cœur, faibles et très ralenties au début, devinrent plus fortes et plus fréquentes; la cyanose disparut peu à peu.

Au bout d'un quart d'heure, l'enfant était sauvé.

Les parents étaient ravis, la sage-femme, qui n'avait jamais vu pratiquer ce genre de rappel à la vie, n'en revenait pas; car elle secouait la tête d'un air de doute, voyant la peine que je me donnais.

L'enfant qui pesait dix livres à sa naissance — poids qui aurait pu lui devenir néfaste — vit encore et se porte très bien.

Je tenais à vous signaler ce succès à ajouter aux nombreux déjà obtenus par votre ingénieux procédé. »

Ce fait tire un intérêt de plus de l'emploi d'un procédé en vogue en Allemagne, après l'essai duquel, aussi infructueux, comme on l'a vu, que tous les autres, a parfaitement réussi le *procédé de la langue*.

L'observation suivante, que nous devons à notre honoré confrère, M. le docteur Letort (de Biernó, Mayenne), par l'entremise de notre éminent collègue et ami M. le professeur Laboulbène, président de l'Académie de Médecine, est une des plus remarquables, et des plus démonstratives, en faveur de la puissante efficacité du procédé des *Tractions rythmées de la langue*, dans les cas les plus désespérés; elle peut être rapprochée de celle de M. le docteur Sorre, qui est parvenu à ressusciter — on s'en souvient — un nouveau-né abandonné, depuis plus d'une heure, en état de mort apparente, dans l'intention d'infanticide (plus haut, p. 105) :

Obs. XLIX. — « Le 23 septembre, à quatre heures du matin, nous écrit M. le docteur Letort, on vient me prier de me rendre à Saint-Laurent-des-Mortiers pour terminer un accouchement chez Madame Blossier, primipare, âgée de 25 ans; la sage-femme est près d'elle depuis 24 heures.

A mon arrivée, la sage-femme vient au-devant de moi à la descente de voiture ; il était 5 heures ; elle m'explique que l'accouchement s'est terminé spontanément, il y a environ une demi-heure ; que l'enfant n'a vécu que quelques minutes ; qu'elle n'a rien négligé pour le ranimer (*frictions alcooliques, insufflations, bains chauds*, etc.) ; que la mère est délivrée.

J'entre et je vois un enfant du sexe masculin assez bien constitué, le corps flasque, décoloré. Je ne perçois aucune pulsation du pouls, aucun battement du cœur.

Considérant l'enfant *comme mort*, on l'avait déposé sur un oreiller, que la mère de l'accouchée tenait sur ses genoux en m'attendant.

Malgré le temps déjà long écoulé depuis l'accouchement, la sage-femme m'affirmant que l'enfant avait fait quelques inspirations et poussé quelques cris après sa naissance, j'essayai, sans grande conviction, je l'avoue, et simplement par acquit de conscience, quelques nouvelles frictions, flagellations, insufflations, pendant que j'envoyais chercher ma trousse dans ma voiture, me proposant d'essayer la méthode de Laborde, sur laquelle j'avais lu plusieurs observations quelques jours auparavant.

Je pris une pince à pansement, j'écartai les lèvres, saisis la langue et commençai à pratiquer des *tractions rythmées* (une douzaine environ par minute), pendant qu'en même temps, de l'autre main, je faisais, de temps à autre, des frictions ou flagellations sur le corps.

Je pratiquai ces tractions pendant, au moins, dix minutes sans aucun résultat, et j'allais y renoncer lorsqu'il me sembla apercevoir de *petits mouvements du côté du diaphragme* et des narines.

Je continuai alors et l'enfant fit une inspiration, puis s'arrêta; les mouvements diaphragmatiques me paraissaient plus distincts, une couleur légèrement rosée remplaçait peu à peu la teinte cadavérique du petit corps.

Ce ne fut qu'après vingt minutes, au moins, de tractions que l'enfant poussa quelques légers cris, et au bout d'une demi-heure que la respiration s'établit d'une façon à peu près régulière.

Je restai près de lui pendant une heure environ, recommençant les *tractions* sitôt que la respiration me semblait s'arrêter.

La sage-femme resta dans la maison pendant trois ou quatre heures, se préparant à se servir de la pince que je lui avais laissée, si cela était nécessaire.

L'enfant fut tenu toute la journée sur un oreiller près du feu, frictionné de temps à autre avec de la flanelle imbibée d'alcool.

Le soir, il paraissait en aussi bon état qu'un enfant né dans des conditions ordinaires.

J'eus l'occasion de le revoir quinze jours après, il allait aussi bien que possible.

Je suis absolument certain que sans l'emploi de ce procédé, l'enfant n'eût pas été rappelé à la vie. »

Je n'ai rien à ajouter à un fait qui parle si éloquemment de lui-même, si ce n'est pour insister sur la nécessité encore si bien démontrée, en ce cas, de ne point se décourager trop tôt, en présence d'un résultat qui, bien que se faisant attendre, peut être favorable et récompenser des efforts tels que ceux de notre confrère de Bierné, qui ne saurait être assez félicité de son heureuse persistance.

Le fait suivant, dû à M. le docteur BARDON (de Brive), est certainement, dans la catégorie à laquelle il appartient de l'*asphyxie néo-natorum*, avec mort apparente, un des plus dignes d'intérêt, non seulement à cause des conditions extrêmes dans lesquelles il s'est produit avec un succès inespéré, mais aussi en raison du soin minutieux qui a présidé à sa relation :

« Permettez-moi de vous adresser la relation d'un nouveau succès à l'actif de votre *procédé des tractions rythmées de la langue* dans un cas de mort apparente chez un nouveau-né. Il n'est pas vieux : il date d'avant-hier, 24 décembre, à sept heures du soir.

Obs. I. — Appelé en toute hâte par une sage-femme qui se trouvait depuis bientôt quarante-huit heures auprès d'une primipare de 26 ans, je constate rapidement la présentation et la position, et j'applique non sans quelque difficulté les branches de mon Pajot sur une tête en O. I. D. A. dans un bassin rétréci.

A peine la branche gauche est-elle en place qu'il s'écoule au dehors une quantité considérable de méconium, ce qui est loin de me rassurer sur l'état de l'enfant.

Bref, après des tractions longues et pénibles, celui-ci arrive *en apparence complètement mort :* pas un cri, pas la moindre trace de mouvements respiratoires ; face livide, lèvres bleues, tête ballante sur les épaules ; pas de trace évidente de battements cardiaques : je dis évidente, car, vous le pensez bien, vu l'urgence, je n'ai pas pris la peine de procéder à une inspection méticuleuse.

Connaissant votre procédé dans ce qu'il a de général, mais ignorant le *modus faciendi* raisonné, je me demande instinctivement si je dois lui donner la préférence, ou si, au contraire, je dois recourir d'emblée à la respiration artificielle que tout médecin, même à ses débuts, connait pour l'avoir appliquée au moins une fois. Plus familiarisé avec le second procédé, c'est à lui que j'ai recours sans autre tergiversation.

Je fais les mouvements alternatifs d'élévation et d'abaissement des bras avec compression latérale de la base du thorax pendant un temps que je ne puis exactement préciser, mais qui m'a semblé bien long par la douleur dorso-lombaire que m'occasionnait la position penchée sur la table où reposait l'enfant : je crois être au-dessous de la vérité en fixant le temps écoulé à *dix minutes*.

Malgré toute la peine prise pour rappeler la respiration, malgré l'insufflation de bouche à bouche et les immersions dans l'eau tantôt très froide, tantôt très chaude, aucun signe de vie ne se révélant, *je prends la langue avec un mouchoir, à défaut de pince*, et je fais des *tractions plus ou moins rythmées.*

Après trois ou quatre minutes, je ne sais au juste, il me semble remarquer comme une légère ébauche de respiration, reconnaissable à un léger mouvement d'élévation et d'abaissement des côtes, à un léger râle laryngo-trachéal, et aussi, fait signalé à haute voix par les assistants, à la coloration rosée du visage qui succède à la pâleur cadavérique du début.

La main placée sur le cœur sent nettement ses ondulations ; enfin survient une inspiration spasmodique composée de deux ou trois saccades, après quoi les mouvements respiratoires paraissent s'installer définitivement, quoique avec lenteur.

A ce moment, je veux reporter l'enfant dans l'eau chaude en recommençant quelques mouvements d'élévation et d'abaissement des bras dans le bain, mais je sens que je perds du terrain ; et vite je reprends les *tractions :* nouvelle inspiration, saccadée, et retour plus marqué de la respiration ; la langue, inerte jusque-là, se défend de mes doigts, chaque fois que, l'ayant échappée, je veux la reprendre.

Enfin le membre inférieur droit se soulève, l'enfant urine abondamment, et, sans un cri, se met à respirer sans discontinuité.

Tels sont les faits qui se sont passés depuis sept heures et demie, où l'enfant est né, jusqu'à huit heures et quart, où je l'ai fait mettre au berceau.

Inutile d'ajouter que tous les assistants — et ils étaient nombreux, comme ils le sont toujours dans ces circonstances — ont été frappés du résultat, eux qui déclaraient bien haut que tous mes efforts resteraient inutiles.

Comme dans l'observation du docteur PATIN, (Voir plus haut, p. 108), la sage-femme qui m'assistait était la plus émerveillée. Que d'enfants pareils à celui-ci, disait-elle, j'ai vu abandonner dans un coin de la chambre et qui vivraient si on avait eu recours à votre méthode!

En somme :

I. Enfant en état de mort apparente extrait par le forceps après un travail de près de deux jours.

II. Respiration artificielle de dix minutes à un quart d'heure, avec insufflation de bouche à bouche, et immersions alternatives dans l'eau chaude et l'eau froide, sans résultat apparent.

III. *Tractions rythmées de la langue* et *résurrection.*

IV. Retour à la respiration artificielle dans le bain chaud, et perte du terrain gagné avec affaiblissement marqué des mouvements respiratoires.

V. *Nouvelles tractions* et rétablissement définitif de la respiration. »

Nous ajoutons également ici, dans son résumé très succinct, un autre cas de rappel de la respiration et de la vie, chez un nouveau-né en état asphyxique et de mort apparente.

Ce cas nous a été communiqué par M. le docteur CONVERS (de Saint-Etienne), en ces termes :

« J'ai l'honneur de vous informer que j'ai employé, avec succès, votre procédé des *tractions rythmées* de langue chez un enfant né en *état d'asphyxie et de mort apparente*. Voici, en quelques mots, le cas dont il s'agit :

Obs. LI. — Femme primipare, inertie utérine, présentation du sommet en occipito-sacrée.

Application des forceps amenant un enfant du sexe masculin en état de *mort apparente*.

Tractions rythmées de la langue, prolongées pendant un quart d'heure.

Ce ne fut qu'au bout de ce temps que l'enfant eut une inspiration.

Tout en continuant les *tractions*, j'ai alors employé les autres moyens : flagellation, frictions, bain chaud, et peu à peu les mouvements respiratoires sont devenus réguliers ; la circulation s'est rétablie.

« L'enfant était sauvé. »

Voici encore un fait, que nous tenons de l'obligeance de M. le docteur Ph. Ledoux (de Pagney, Jura), qui rentre dans la catégorie des cas extrêmes, où l'efficacité du procédé se montre dans toute sa puissance, et où une grande part doit être faite à la persistance et à la ténacité de celui qui l'applique avec confiance.

« Bien que pas mal de nouveau-nés, en état complet d'asphyxie, aient été rappelés à la vie par l'emploi de votre méthode des *tractions rythmées* de la langue, j'ai l'honneur de vous envoyer l'observation suivante, qui ne me paraît pas sans intérêt.

Obs. LII. — Le 15 de ce mois (décembre 1893), à huit heures du soir, je fus appelé à sept kilomètres de ma résidence, auprès d'une dame qui, à quatre heures, avait ressenti les premières douleurs de l'enfantement.

Le début de celles-ci avait été marqué par la rupture de la poche des eaux et l'apparition d'une main de l'enfant en dehors de la vulve.

Aussitôt arrivé, je me mis en devoir de pratiquer la version.

J'avais à faire à une présentation du plan latéral gauche, en seconde position.

Les manœuvres furent rendues particulièrement difficiles par les contractions énergiques et très rapprochées de la matrice, l'absence du liquide amniotique, l'élévation des pieds, qui se trouvaient tout au fond de l'organe, un certain degré de déflexion de la tête, le long de laquelle les bras s'étaient redressés.

Toutefois, au bout d'un quart d'heure, l'accouchement était terminé : la mère se portait bien, mais l'enfant très mal. En état de MORT APPARENTE, il avait les téguments décolorés et tachetés, par places, de plaques ecchymotiques, surtout à la face ; les chairs flasques, un bras cassé, et point du tout de respiration. Je le crus *mort sans rémission.*

Cependant je voulus tenter de votre moyen. Pour cela je fis maintenir l'enfant par un aide, dans un seau d'eau tiède ; puis, avec mes pinces à pansement, je saisis sa langue et j'exerce sur elle une *traction* toutes les quatre secondes à peu près. Au bout de douze minutes, il n'y avait encore aucun signe de retour à la vie ; pas l'ombre de réflexe respiratoire.

Je continuai mon exercice. Bien m'en prit, car quelques minutes plus tard un râle guttural se faisait entendre, puis un autre à un intervalle assez éloigné, quarante à cinquante secondes, et ainsi de suite, mais toujours en se rapprochant, jusqu'à ce qu'un véritable vagissement vint annoncer l'établissement définitif de la respiration avec toutes ses conséquences.

Les *tractions de la langue* ont seules amené ce résultat. Je ne saurais, en effet, qu'attribuer une action pernicieuse à une immersion de quelques secondes dans de l'eau très froide, apportée, par erreur, au début, en place de l'eau tiède demandée. La pâleur des téguments indiquait une asphyxie rapide par compression du cordon, et, dans ce cas, le froid devait certainement être nuisible.

Aujourd'hui, le petit ressuscité est merveilleusement portant ; et, sans témérité, je crois devoir vous rapporter tout l'honneur de cette résurrection. »

M. le docteur Bécour (de Lille-Fives), médecin de la Société centrale de médecine du Nord, m'a fait également parvenir, après l'avoir insérée dans le *Bulletin médical du Nord*, l'observation suivante :

Obs. LIII. — « Une sage-femme me fait appeler, le 10 novembre 1893, pour une femme à terme atteinte d'éclampsie ; primipare, taille au-dessous de la moyenne, 20 ans, très grasse et infiltrée à la face, aux mains, à l'abdomen avec engorgement notable des grandes et petites lèvres, et œdème généralisé aux cuisses et aux jambes; on n'a pu me donner de l'urine.

L'enfant lâche son méconium, le cœur bat au niveau de l'ombilic à droite, présentation du siège, dilatation à peu près complète; col mou, dilatable.

Le cas étant pressant, vu les accès éclamptiques, j'introduis le doigt dans le pli de l'aine droite de l'enfant et j'amène la fesse à la vulve. Les pieds sont dégagés, le tronc suit, puis les bras; la tête descend dans l'excavation, je la fais basculer en introduisant le doigt dans la bouche de l'enfant, le menton s'abaisse.

Le cordon, flasque, ne bat plus, plusieurs inspirations de l'enfant m'indiquent que la situation est critique pour lui; n'ayant pas de forceps, et pris au dépourvu, j'essaie de dégager la tête par la pression sur les épaules et l'abaissement forcé du menton, ce qui exige bien cinq ou six minutes (difficile d'évaluer le temps); l'enfant est décoloré, flasque, enfin, après un dernier effort, la tête franchit la vulve que je m'apprêtais à inciser.

Le cœur de l'enfant trémule faiblement, il ne donne pas d'autre signe de vie.

J'avais au préalable fait préparer un bain tiède, je l'y plonge aussitôt en ordonnant des affusions fraîches sur l'occiput, pendant que je *tirais la langue de l'enfant d'une façon rythmée* à peu près de la vitesse du pouls d'un adulte, j'ai opéré ainsi pendant 10 minutes avec l'index et le pouce, en tenant la langue tantôt par les faces supéro-inférieures, tantôt par les bords latéraux.

Au bout de ce temps le cœur s'est accéléré, une légère inspiration est survenue, je n'ai cessé les *tractions* que lorsque les battements du cœur me semblaient assez soutenus et réguliers de même que l'inspiration et l'expiration; la coloration des tissus s'est accentuée peu à peu, et j'ai abandonné l'enfant entre les mains de la garde lorsqu'il a crié largement.

J'ai pu me convaincre que la *traction rythmée* de la langue est le moyen le plus rapide, le plus sûr et le plus efficace pour ramener à la vie l'enfant, qui naît dans des conditions les plus désavantageuses, chez une primipare éclamptique, infiltrée, et avec présentation du siège.

Le moyen préconisé par M. LABORDE trouvera maintes fois son application dans tous les états asphyxiques. »

Mon honoré confrère, M. le docteur BARRE, de Toulon-Mourillon, me transmettait à son tour, le 24 décembre dernier, la brève mais très éloquente relation ci-après :

« La reconnaissance me fait un devoir de vous transmettre l'observation suivante :

Obs. LIV. — « 9 décembre 1893. — Primipare, âgée de 20 ans environ, en travail depuis 36 heures : présentation de la face.

La sage-femme qui assistait la parturiente avait administré de l'ergot de seigle.

A mon arrivée, je trouve la mère épuisée, les bruits du cœur du fœtus à peine sensibles.

Application immédiate du forceps, amenant un enfant du sexe féminin en état de mort apparente (*asphyxie blanche*).

Pendant que je faisais préparer un bain chaud, etc., saisissant la langue avec une pince, je pratiquai les *tractions rythmées*.

A la deuxième traction, léger frémissement; encouragé, je continue.

Deux minutes après, la jeune mère embrassait son enfant vivante.

Il est probable que le mal avait été produit par le seigle, et que sans les tractions rythmées de la langue, remède héroïque, nous n'aurions pas eu la satisfaction de ramener à la vie cette enfant, qui se porte très bien depuis. Car, je dois ajouter que le bain et l'*insufflation*, employés alternativement, n'ont en rien impressionné le nouveau-né; à la reprise des *tractions de la langue* seulement les cris se sont fait entendre et la respiration s'est rétablie. »

M. le docteur Delobel (de Noyon) nous a communiqué, de son côté, les deux très remarquables cas qui suivent :

Obs. LV. — ASPHYXIE BLANCHE ET MORT APPARENTE CHEZ UN NOUVEAU-NÉ, A LA SUITE DE MANŒUVRES DIFFICULTUEUSES DE VERSION.

Rappel à la vie par les tractions rythmées de la langue, après échecs des autres moyens, notamment de l'insufflation bouche à bouche.

« Appelé, le 2 août dernier, à quatre heures du matin, dans un village voisin, chez une secondipare (qui n'a pas eu d'enfant depuis huit ans), par une sage-femme, afin de pratiquer une version, je saisis aisément, malgré la procidence du bras gauche, un pied. Mais j'ai eu de la peine à l'amener à la vulve ; ensuite j'ai dû, et j'avoue que ce n'était pas sans inquiétude, tirer avec force pour arriver à faire sortir le membre inférieur gauche.

Pour le deuxième, la chose a été facile. Mais les difficultés se renouvellent pour faire sortir le tronc et surtout les bras. Pendant que je dégage ceux-ci, l'enfant fait quelques mouvements respiratoires, et je crains qu'il ne succombe. Enfin je fais sortir la tête en mettant un doigt plié en crochet dans la bouche et en ramenant le dos de l'enfant sur le ventre de la mère.

L'enfant est pâle, inerte : il est en état d'asphyxie blanche.

La flagellation suivie d'un bain ne donne rien. Je mets la bouche sur la bouche et le nez de l'enfant, et je souffle.

Au bout de dix minutes, n'obtenant rien, je saisis la langue avec une pince hémostatique et pratique d'une main des *tractions rythmées* en même temps que, de l'autre, j'exerce la compression du thorax suivie de la décompression. Le père tenait la tête de son fils immobile.

Au bout de cinq minutes, c'est-à-dire vingt minutes après sa naissance, l'enfant fait une première inspiration, bientôt suivie d'autres inspirations de plus en plus rapprochées.

Je ne le quitte qu'à sept heures du matin, respirant très bien. Il est aujourd'hui très bien portant. »

Obs. LVI. — ÉTAT ASPHYXIQUE A LA SUITE D'UNE APPLICATION LABORIEUSE DE FORCEPS.

Rappel de la respiration et de la vie par les Tractions rythmées de la langue.

« Le 4 novembre dernier, nous écrivait le même docteur Delobel, à sept heures du soir, je suis appelé par la sage-femme auprès de Madame U..., primipare, en travail depuis quatre heures du soir.

Partie de Paris à une heure quinze, cette femme a perdu ses eaux en route et est arrivée chez sa mère à quatre heures.

La dilatation du col s'est faite assez rapidement, mais il n'y a eu aucun progrès dans le travail jusqu'à sept heures. La présentation est celle du siège décomplété, mode des fesses, S. I. G. A. Les battements du cordon sont tombés à 100.

Nous faisons une application de forceps; le siège est amené très lentement à la vulve, pendant les douleurs. De plus, il y a une étroitesse remarquable de la vulve (au point que nous l'avons déchirée en introduisant doucement la main recouverte de vaseline).

Il nous faut *dix minutes* pour amener le siège à la vulve, dégager les membres inférieurs, puis les supérieurs, et enfin la tête.

Les battements du cordon n'existent plus; mais je perçois encore ceux du cœur.

Je fais l'insufflation bouche à bouche durant cinq minutes, je n'obtiens que deux mouvements respiratoires.

Je saisis alors la langue avec une pince hémostatique, et j'exerce d'une main des *tractions rythmées* de la langue, tandis qu'avec l'autre je fais la compression suivie de la décompression du thorax.

Les mouvements respiratoires s'établissent presque aussitôt; bientôt l'enfant se met à crier, et je le considère hors de danger.

Il est neuf heures quand je quitte la mère et l'enfant bien portants.

L'insufflation aurait-elle été suffisante? Sans douter absolument de son effet en cette circonstance, je trouve que le procédé des *tractions rythmées* de la langue agit d'une façon bien plus rapide. »

Un honorable confrère du Tarn, M. le docteur Milhac (de Labastide-Rovairoux), nous adressait, le 17 novembre, l'observation ci-après, en ces termes :

« Encore un succès de rappel à la vie par votre méthode, les *tractions rythmées de la langue.*

Obs. LVII. — « Une de mes clientes de la campagne accoucha, il y a un an environ, d'un bel enfant que tous les moyens connus alors, et mis en usage par la sage-femme qui l'assistait, ne purent réussir à rappeler à la vie : respiration de bouche à bouche, immersion dans l'eau chaude, etc.

« Cette femme, sur le point d'accoucher de nouveau, me fit prévenir, il y a quelques jours, de me transporter sans retard auprès d'elle, dès qu'elle me ferait appeler, désirant que j'assiste à sa délivrance pour donner mes soins au nouveau-né, s'il y avait lieu.

« A l'appel de ma cliente, j'enfourchai mon cheval, et, comme j'arrivais, l'enfant était né il y avait un instant, *en état de mort apparente.*

« Les femmes présentes avaient lié et coupé le cordon, avaient fouetté l'enfant avec la main, et l'avaient frictionné avec de l'eau-de-vie.

« J'étendis l'enfant sur une table, fis des aspersions d'eau fraiche, la respiration de bouche à bouche, la respiration artificielle ; je présentai l'enfant devant le feu, puis à l'air extérieur. Je n'obtins aucun résultat.

« C'est alors que j'eus recours aux *tractions rythmées de la langue.*

« Au bout de trois à quatre minutes survint une inspiration ; deuxième inspiration une minute après seulement. Les inspirations se rapprochèrent et l'enfant fut sauvé.

« J'ai cru utile de vous signaler ce fait, qui m'a édifié sur votre procédé que j'appelle souverain. »

Presque en même temps que les précédentes, je recevais de M. le docteur C. Pacaud (de Sillans, Isère), la suivante :

Ayant suivi attentivement les différents articles de la *Tribune médicale* relatifs aux *tractions rythmées de la langue,* j'étais décidé à m'en servir le cas échéant.

Obs. LVIII. — « Le 28 décembre 1893, je fus appelé, vers neuf heures du matin, dans un village distant d'environ sept kilomètres, auprès d'une primipare de 22 ans, sans aucune déformation pelvienne.

Le travail durait depuis la veille dans l'après-midi ; vers neuf ou dix heures du soir, la poche des eaux s'était rompue.

A mon arrivée, le col est dilaté et même lacéré par le petit travail d'une sage-femme d'antan : Douleurs continues, sans résultat.

A l'auscultation, on ne perçoit aucun bruit fœtal. Présentation O. I. D. P., application de forceps, durée : dix à quinze minutes environ.

La tête, sortie, laisse passer un peu de méconium. Issue de l'enfant, ligature du cordon.

L'enfant est *cyanosé*, quelques claques sur les fesses et sur les joues n'amènent pas de respiration.

Je prends une pince hémostatique dans ma trousse et je commence les *tractions de la langue*.

Au bout de cinq minutes l'enfant pousse un soupir; je continue, et au bout de huit à dix minutes, en totalité, l'enfant se ranime, la cyanose a disparu, et une évacuation intestinale me décide à cesser les tractions.

Comme disent les autres confrères, le procédé de la langue a fort intrigué l'assistance, et changé le rire naïf de la sage-femme en une exclamation. »

Après avoir reproduit les cas observés à l'hôpital Trousseau et relatés par M. le docteur MOIZARD (V. p. 41), le *Concours médical*, dans son numéro du 23 décembre dernier, y ajoutait, de la part de M. le docteur P. HUGUENIN (de Paris), l'observation suivante en faveur de l'efficacité du procédé :

UN NOUVEAU CAS D'ASPHYXIE DES NOUVEAU-NÉS

Guéri par les Tractions rythmées de la langue.

Obs. LIX.— « Il y a quelques jours, à la suite d'un accouchement très laborieux en présentation du siège, les eaux étant écoulées depuis vingt-quatre heures, le fœtus ayant expulsé une grande quantité de méconium, les battements du cœur ayant cessé d'être perceptibles, l'enfant fut extrait par le forceps et considéré *comme mort* par la sage-femme et les personnes présentes.

Les *tractions rythmées de la langue* furent pratiquées immédiatement, avant même que le cordon fût sectionné ; puis on frictionna l'enfant, on l'enveloppa de serviettes chaudes, et on le sépara du placenta maternel, tandis que les *tractions* étaient continuées avec patience.

Au bout d'*un quart d'heure*, on sentit nettement les battements du cœur et l'enfant fit un effort d'inspiration.

Dix minutes encore s'écoulèrent, pendant lesquelles l'enfant fit plusieurs mouvements respiratoires ; la gorge fut nettoyée avec un tampon d'ouate hydrophile, et l'enfant revint définitivement à la vie. Il est actuellement en bonne santé.

Voilà une résurrection que n'auraient certes pas faite nos pères avec le tube laryngien et même avec la respiration artificielle. »

Enfin — car nous devons nous résigner à clore ici la liste de ces faits qui se multiplient maintenant, journellement, nous recevons, au moment de mettre sous presse, de notre confrère et ami, le docteur DELINEAU (de Paris), communication des faits très remarquables suivants, qu'il a également présentés à la *Société des Médecins Praticiens* (séance du 9 février 1894), dont deux se réfèrent à l'asphyxie des nouveau-nés et ressortissent à ce chapitre, et l'autre a été relaté plus haut à l'article *Asphyxies toxiques* (p. 35) :

« Je me fais un plaisir, dit le docteur DELINEAU, de vous adresser les observations suivantes que j'ai déjà communiquées à la *Société des Médecins Praticiens*, le 9 février. Je tiens à vous reporter la plus grande part de la satisfaction professionnelle que m'a donnée la mise en œuvre de votre procédé dans ces cas.

Obs. LX. — ENFANT NOUVEAU-NÉ EN ÉTAT D'ASPHYXIE ET DE MORT APPARENTE APRÈS L'EMPLOI DES MOYENS EN USAGE.

Rappel à la vie par les tractions rythmées et persistantes de la langue.

Le 9 mai 1893, je fus appelé, au milieu de la nuit, par Mme C..., sage-femme, avenue Parmentier, chez Mme B..., sa cliente.

Quand j'arrivai, la sage-femme me dit : « Je vous fait appeler, M. le docteur, pour Mme B... qui vient d'accoucher d'un enfant *mort* après trente-huit heures de travail. Cette femme perd beaucoup de sang. Le cordon s'étant rompu, je ne puis retirer seule le délivre. »

Je me mis donc en demeure d'extraire le placenta. L'opération fut rapidement terminée et je pus arrêter l'hémorrhagie.

Je prescrivis un traitement et je me retirais quand j'eus l'idée de demander à voir l'enfant. Il était enveloppé dans une serviette et relégué dans un coin sur un oreiller.

Le petit être, un garçon, était bien constitué. Il pesait 3 kilog. 1/2. — « *Il est mort,* » me dit la sage-femme, « je l'ai frictionné, flagellé. J'ai essayé la respiration artificielle sans résultat. Il n'y a plus rien à faire. » Hélas! il n'y a plus rien à faire! répéta la grand'mère.

A la vue de cet enfant, le *procédé* du docteur LABORDE me vint aussitôt à l'esprit. *Je saisis alors la langue de l'enfant avec le pouce et l'index entourés d'un linge*, et je me mis à exercer des *tractions rythmées*, de la main droite, tenant la tête un peu élevée, de la main gauche.

La grand'mère parut exaspérée. Il lui semblait que j'allais arracher la langue de son petit-fils et que j'allais commettre un sacrilège sur le cadavre.

Sans m'arrêter aux réflexions intempestives de la bonne dame, je priai la sage-femme de faire des pressions sur les flancs et le ventre pendant que j'attirais la langue de l'enfant. Ces tractions étaient répétées vingt-cinq fois environ par minute.

Dix minutes s'étaient écoulées sans résultat.

Il y avait là, en même temps que la sage-femme et la garde-malade, des tantes, des parentes et des voisines.

Toutes répétaient en chœur : « Mais laissez donc ce pauvre petit ange en paix. »

J'allais m'arrêter fatigué, quand je crus remarquer comme un soupçon de spasme du ventre, en même temps qu'une certaine résistance de la

langue. Bientôt l'enfant fit un léger *hoquet* inspirateur, puis un second plus marqué, un soupir, un faible cri, et peu à peu il se mit à respirer et à crier vigoureusement.

Cette *résurrection* a stupéfait toute l'assistance qui me vouait déjà aux dieux infernaux.

Il y avait bien trois quarts d'heure que cet enfant était né, et ne respirait pas, et plus d'une demi-heure qu'il était considéré comme *mort* et presque oublié déjà.

Aujourd'hui, suivant le cliché traditionnel, la mère et l'enfant se portent bien.

Obs. LXI. — ENFANT NOUVEAU-NÉ EN ÉTAT DE MORT APPARENTE (ASPHYXIE FLASQUE).

Rappel à la vie par les tractions rythmées de la langue.

« Le 25 octobre dernier, je fus demandé d'urgence, 15, boulevard de la Chapelle, près d'une dame en couches, par le docteur Mosingue.

A mon arrivée, mon confrère m'expliqua que sa cliente était en travail depuis vingt-quatre heures ; dilatation moyenne, absence de contractions utérines, poche des eaux rompues depuis dix heures, battements du cœur de l'enfant imperceptibles. Il me priait de terminer l'accouchement pendant qu'il donnerait, lui, le chloroforme.

J'appliquai le forceps et amenai un enfant asphyxié; *pas de pouls*, *pas de respiration*, *pas de mouvements*, corps inerte, décoloré, flasque.

Négligeant toute autre manœuvre, je me mis

immédiatement à exercer des *tractions rythmées* sur la langue de l'enfant, pendant que mon confrère s'occupait de la mère.

Au bout de deux minutes, après *soixante tractions* environ, j'obtins un *hoquet*, des vagissements; le cœur se mit à battre, la peau se colora, et l'enfant cria franchement et amplement (1). »

(1) Voir dans le *Journal de la Polyclinique de Namur* (n° 17) et dans la *Tribune médicale* (numéro du 8 mars 1894) une nouvelle observation de M. le docteur BRUGNIES, accompagnée d'intéressantes remarques sur la durée possible de l'état de mort apparente chez le nouveau-né.

IX

LE PROCÉDÉ DE LA LANGUE

Dans l'Asphyxie par Strangulation.

Un jeune et distingué médecin vétérinaire, M. DEMEURISSE, a eu l'idée, tout à fait logique, d'appliquer le procédé de la langue à *l'asphyxie par strangulation*, et il a pratiqué dans ce but, et avec succès, un certain nombre d'expériences qu'il a bien voulu me communiquer, et que je reproduis ci-après, en lui adressant tous mes remerciements.

DU PROCÉDÉ DES TRACTIONS RYTHMÉES de la langue

DANS L'ASPHYXIE DÉTERMINÉE PAR STRANGULATION

Par M. DEMEURISSE,

Vétérinaire à Paris, inspecteur des viandes de boucherie.

« Le 5 juillet 1892, M. Laborde communiquait à l'Académie de Médecine l'histoire de deux noyés, en état de mort apparente, qu'il avait ramenés à la vie par un procédé jusque-là inconnu, procédé consistant à attirer fortement et à plusieurs reprises la langue hors de la bouche, réveillant ainsi le réflexe respiratoire. Chez un de ces noyés, on avait inutilement mis en œuvre, pendant une heure environ, les procédés de respiration artificielle habituellement employés.

Le 22 novembre, il faisait part à la même assemblée de deux succès obtenus par M. le docteur Billot qui avait rappelé à la vie, grâce au « procédé de la langue », deux individus asphyxiés par le gaz des égouts.

Enfin, l'on sait que dans le *Recueil de Médecine vétérinaire*, du 15 mars 1892, M. Mutelet, vétérinaire à Mouillonpont, relatait l'observation d'un veau nouveau-né en état de mort apparente, ramené à la vie par l'emploi du procédé en question. Ce fait, disait à l'Académie de Médecine M. Laborde, tend à prouver que les accoucheurs pourraient utiliser ce procédé, le cas échéant, chez les enfants nouveau-nés menacés par l'asphyxie (1).

Comme on le voit, le procédé de la langue a été appliqué dans l'asphyxie par submersion, dans l'asphyxie par le gaz des égouts, et enfin dans l'asphyxie des nouveau-nés, etc.

Je l'ai essayé dans l'asphyxie déterminée par *strangulation*, ce qui, jusqu'à cette date, n'a pas encore été fait, ainsi que l'attestent les publications médicales.

Ces jours derniers, 18 avril et 21 avril, deux chiens de taille au-dessus de la moyenne, l'un bull-dog, âgé de 4 ans, atteint de bronchite chronique, l'autre, chien de chasse, âgé de 5 ans, presque aveugle, destinés à être abattus, étaient maintenus pendus jusqu'à dispa-

(1) Un grand nombre de cas d'asphyxie des nouveau-nés ont été traités depuis, avec succès, par le procédé de la langue, après l'échec des autres moyens en usage, ainsi qu'en témoignent les communications de M. Laborde sur ce sujet particulier et les nombreux faits qui précèdent.

rition de tout mouvement respiratoire. Le cœur battait faiblement. Après les avoir débarrassés de la corde qui leur enserrait le cou, ils furent couchés sur le côté gauche.

Des *tractions* successives et réitérées de la langue, saisie avec des pinces à pansement, ne tardèrent pas à provoquer chez eux l'apparition de mouvements respiratoires, et à rappeler à la vie ces deux animaux, qui pouvaient être considérés comme infailliblement perdus.

Je constatai chez le chien de chasse, pendant les premiers moments occupés par les manœuvres de tractions de la langue, une secousse vive et de courte durée du corps et des membres.

Deux heures après, ce même chien, qui avait été soumis à cette expérience, fut pendu de nouveau, et le procédé fut appliqué dans de plus mauvaises conditions que la première fois :

Battements du cœur à peine perceptibles, langue violacée, muqueuse buccale cyanosée, absence de mouvements respiratoires, réflexe cornéen ébauché. Je n'espérais pas cette fois le rappeler à la vie.

Le *procédé de la langue* fut encore efficace, et la santé de l'animal ne portait le soir aucune marque des deux expériences effectuées le matin. Ce chien fut empoisonné avec l'acide prussique.

Il s'ensuit que le procédé Laborde est également appelé à être utilisé pour rappeler à la vie les désespérés ayant fait choix de la pendaison comme mode de suicide.

Les faits ultérieurs confirmeront, j'en suis convaincu, les résultats expérimentaux ci-dessus. »

LES TRACTIONS RYTHMÉES DE LA LANGUE

DANS L'ASPHYXIE ET LA MORT APPARENTE

A la suite de l'introduction d'un corps étranger dans les voies respiratoires.

Nous ne possédons pas encore, en dehors de l'expérimentation, de tentative d'application du *procédé de la langue* dans le cas de strangulation.

Mais voici un fait des plus remarquables de rappel à la vie, dans la mort subite causée par l'introduction d'un corps étranger dans les voies respiratoires, et dont je dois la communication à M. le docteur Stieffel (de Joinville-le-Pont), doublement intéressé dans l'incident, car il s'agit de son propre frère.

Voici en quels termes m'écrivait, à ce propos, le 13 janvier dernier, le docteur Stieffel :

C'est un sentiment de profonde reconnaissance envers vous qui me décide à vous donner l'observation suivante :

Obs. LXII. — « Il y a huit jours, nous dînions à Joinville bien gaiement, en famille, quand, brusquement, mon frère, âgé de 38 ans, sans tare héréditaire ni acquise, perdit connaissance : la tête tomba lourdement sur la table, la langue pendant hors la bouche, sans écume. Nul mouvement convulsif, au contraire un état de collapsus simulant absolument la *mort*. Arrêt complet de la respiration. Pouls imperceptible.

Il n'y avait pas à s'y méprendre : l'hystérie, la congestion cérébrale, les grandes névroses, l'attaque d'urémie ne pouvaient être incriminées.

Ma sœur, qui l'avait observé, me mit au courant : il avait avalé de travers un bonbon au miel ; elle avait remarqué les efforts qu'il avait faits pour se débarrasser du corps étranger.

Aussitôt je portai l'index droit dans l'arrière-gorge où je trouvai l'épiglotte soulevée, le larynx largement ouvert : j'y poussai l'index. Malgré cette manœuvre, pas de résultat sensible.

Je la renouvelai, puis, saisissant la langue, j'exerçai les *tractions* comme vous les conseillez dans les cas d'asphyxie, et le malade fit un premier mouvement respiratoire après cinq à six tractions.

Ce premier mouvement inspiratoire avait bien tardé, et je ne saurais préciser la durée nécessaire à son retour : environ deux à trois minutes qui nous parurent un siècle.

Cette première inspiration faite, la respiration revint insensiblement, et quelques minutes après le malade reprenait connaissance.

Cependant les membres inférieurs refusèrent le service pendant quinze à vingt minutes, puis tout rentra dans l'ordre, et le malade put retourner à Paris une heure après l'accident.

Une légère toux, due sans doute au corps étranger engagé dans la trachée, et un peu de céphalalgie persistèrent seuls jusqu'au lendemain.

Le malade se souvenait fort bien que le bonbon avait passé dans le larynx, et qu'il avait essayé de le refouler en buvant. C'est en portant le verre aux lèvres qu'il avait perdu connaissance.

Je me souviens, ajoute notre confrère, avoir vu pareil cas à Nancy : un individu, jeune encore, tomba mort sur le seuil du restaurant, où il venait de déjeuner. A l'autopsie on trouva du pain engagé dans le larynx. »

Dans les très judicieuses réflexions dont il fait suivre cette relation, M. le docteur Stieffel exprime l'opinion que « l'arrêt du cœur, phénomène purement réflexe parti du larynx, a été conjuré par un réflexe parti également du larynx et provoqué par les tractions sur la langue. »

Notre confrère est évidemment là dans le vrai de l'interprétation de l'accident auquel il a assisté, et qui, s'il n'avait eu l'heureuse idée du procédé qu'il a mis en œuvre, se fût très probablement terminé d'une manière fatale.

C'est bien, en effet, par un mécanisme réflexe d'arrêt, mais qui a dû porter d'abord et primitivement sur la mécanique respiratoire, et secondairement sur le fonctionnement du cœur, que la mort apparente s'est produite : on sait combien est efficace l'irritation de la muqueuse laryngée et même trachéale pour provoquer des effets subits de cette nature, et le plus souvent irrémédiables, ainsi que le prouve ce qui se passe chez les enfants trachéotomisés, au moment de l'introduction de la canule.

Dans le cas actuel, qui précède, il ne semble pas douteux que l'intervention des *tractions linguales* n'ait remis en jeu et en fonction l'appareil cardio-respiratoire, grâce, d'ailleurs, à cette particularité que le corps étranger n'était pas de nature à obstruer les voies respiratoires.

Mais, même en cette dernière occurrence, les *tractions linguales*, qui sont, aussi, facilement provocatrices des efforts de vomissement, surtout quand on y ajoute la pression et l'excitation de la base de la langue, peuvent fort bien avoir pour résultat de concourir au rejet du corps étranger.

Toujours est-il que l'exemple précédent appelle et justifie toute tentative de même nature dans des conditions semblables ; et c'est là une application de plus à ajouter à toutes celles qu'a déjà reçues et dont est susceptible le procédé de la langue.

X

MÉCANISME PHYSIOLOGIQUE

DE L'ACTION DES TRACTIONS LINGUALES

DÉMONTRÉ PAR L'ANALYSE EXPÉRIMENTALE.

Au moment où nous avons fait connaître, pour la première fois, avec des applications à l'appui, le *procédé des tractions systématisées et rythmées de la langue*, comme un des moyens les plus efficaces, les plus puissants — en même temps que des plus simples — de conjurer la mort apparente due à divers processus asphyxiques, qui, comme nous venons de le voir, d'après des faits nombreux et démonstratifs, peuvent être étendus à presque tous les accidents de cet ordre, nous avions pressenti, d'après certaines données expérimentales, qui avaient été le point de départ de la méthode, le mécanisme de cette action puissante.

Ce mécanisme nous paraissait devoir résider dans une excitation primitive, exercée par les tractions linguales sur les nerfs *sensibles*, que pouvaient atteindre et impliquer ces tractions, et dans la répercussion, ou la réaction de cette excitation sur les principaux nerfs moteurs, qui mettent en jeu les puissances mécaniques, c'est-à-dire les muscles respiratoires.

L'analyse expérimentale, à laquelle nous nous sommes livré, en vue d'élucider et de démontrer ce mécanisme a pleinement confirmé par ses résultats nos premières présomptions.

Quels peuvent être, en effet, et quels sont les nerfs sensibles susvisés ? D'une part, les nerfs sensibles de la base et de la pointe de la langue, le *glosso-pharyngien*, et le *lingual*, et de l'autre les nerfs sensibles du larynx et de la trachée, notamment, et, en particulier, le *laryngé supérieur*.

En raison du rôle important que joue ce dernier dans le mécanisme excito-moteur qui préside aux actes mécaniques de la fonction respiratoire, il y avait lieu de supposer que son intervention devait être, sinon exclusive, du moins prépondérante dans la provocation du réflexe par la traction de la langue, et l'excitation, qui en résulte, des expansions périphériques laryngo-trachéales du nerf en question : d'autant plus qu'il envoie — fait important à notre point de vue — des filets à la base de la langue (voir le dessin ci-après); c'est lui, conséquemment, que nous avons eu d'abord en vue dans notre recherche expérimentale.

— Sur un chien vigoureux, déjà soumis, huit jours auparavant, à l'asphyxie par submersion, et ramené à la vie par les tractions linguales, — et constituant ainsi, dans des conditions parfaitement déterminées, un sujet de comparaison pour une nouvelle expérience, — nous pratiquons la section des deux nerfs laryngés supérieurs.

Les effets de l'opération consistent essentiellement, comme d'habitude en cas pareil, en des modifications des mouvements respiratoires, qui deviennent irréguliers, accélérés (28 à 30 par minute au lieu de 16 à 18 normalement), presque entièrerement diaphragmatiques, avec accompagnement de quelques nausées.

Nous laissons l'animal au repos, pendant quarante-huit heures, et la plaie cutanée étant alors en bonne voie de cicatrisation, et l'animal lui-même paraissant remis du choc opératoire, bien que conservant les modifications respiratoires qui viennent d'être signalées, nous le soumettons, de nouveau, à la submersion, exactement dans les mêmes conditions que la première fois, et en laissant se prononcer l'état d'asphyxie et de mort apparente, jusqu'à la cessation objective de tout mouvement respiratoire thoracique, des battements perceptibles du cœur, et l'abolition du réflexe oculo-palpébral.

Nous opérons, alors, les *tractions rythmées* et fortes de la langue, et ce n'est qu'après un temps, qui a été au moins le double de celui de la première expérience, que nous voyons se produire le premier *hoquet inspirateur;* et nous ne parvenons, ensuite, qu'avec les plus grandes difficultés et grâce à une insistance des plus tenaces, à obtenir le rétablissement et le maintien de la fonction respiratoire et, par suite, le rappel à la vie.

Il ne semble pas douteux que la suppression de l'intervention des nerfs *laryngés supérieurs* n'ait considérablement amoindri l'action provocatrice, réflexe, des tractions linguales, en réduisant, en majeure partie, le point de départ, l'incitation de ce réflexe.

Il reste encore, en effet, pour expliquer la possibilité persistante, quoique beaucoup plus difficultueuse, de la réalisation du phénomène, l'action des nerfs sensibles de la langue : glosso-pharyngien et lingual, surtout le *glosso-pharyngien*.

Il s'agissait, en conséquence, pour compléter l'expérience, d'ajouter la section simultanée de ces deux nerfs à celle des laryngés supérieurs.

C'est ce que nous avons tenté ; mais le complexus expérimental met alors l'animal dans un état de si faible résistance, qu'il n'est guère possible de tirer une conclusion ferme du résultat, au point de vue de l'intervention réelle et personnelle des nerfs en question, bien que, rationnellement, cette intervention ne paraisse pas douteuse. Ce que nous nous croyons autorisé à affirmer, c'est que cette intervention aide et complète celle des laryngés supérieurs, qui est prépondérante dans le mécanisme du phénomène dont il s'agit.

La provocation constante du *réflexe de déglutition* qui précède même, d'habitude, dans ces conditions, la réapparition du réflexe respiratoire, semble donner une importance particulière à l'intervention du glosso-pharyngien, dans le mécanisme physiologique dont il s'agit (1).

— Nous venons d'essayer de déterminer le point de départ de ce mécanisme, c'est-à-dire l'élément *sensitif* du réflexe qui le constitue.

Il nous restait à en saisir et déterminer le point d'arrivée, autrement dit l'élément *moteur*.

(1) C'est ce qu'a été amené à penser, de son côté, notre ami le professeur E. Gley, qui a eu l'occasion de ramener extemporanément à la respiration et à la vie des animaux tombés en état accidentel de mort apparente, pendant des expériences réalisées pour ses leçons du cours auxiliaire de physiologie.

Ici la démonstration expérimentale ne laisse rien à désirer, elle est topique : c'est le NERF PHRÉNIQUE, et par suite le fonctionnement du diaphragme, qui constituent, pour ainsi dire, le nœud de cette démonstration, et par conséquent du phénomène.

Si, en effet, nous supprimons, par la section complète, toutes les racines (il y en a au moins deux, et quelquefois trois, chez le chien) du nerf diaphragmatique, les *tractions linguales*, quelque continuées et énergiques qu'elles soient, ne parviennent plus à réveiller, même dans ses moindres apparences, le réflexe inspiratoire, à la suite de la noyade, réalisée, toujours et autant que possible, dans les conditions comparatives où nous nous sommes placé.

Ce résultat est constant et il prouve, de la façon la plus nette, que c'est par la provocation essentielle et la mise en jeu de la fonction respiratoire du diaphragme, que se produit l'action des tractions linguales ; en sorte que le mécanisme de cette action s'exprime et se résume dans le fait physiologique suivant, que montre clairement la figure schématique ci-contre :

(Voir ci-après la figure schématique représentant le mécanisme du procédé de la langue et l'explication de la figure.)

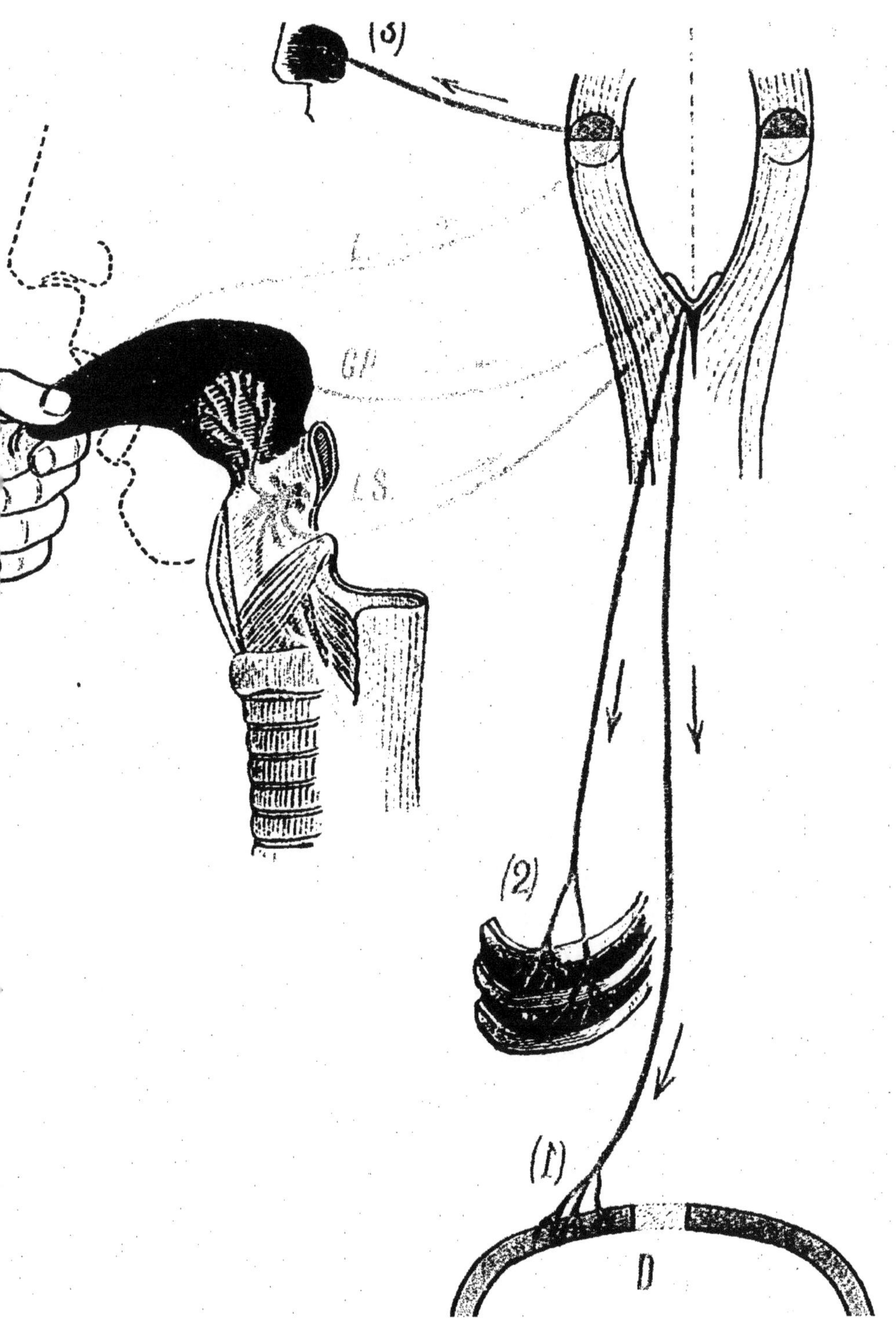
(3)
L
GP
LS
(2)
(1)
D

Schéma du mécanisme du Procédé de la langue

Montrant que la Traction de la langue, en agissant sur celle-ci, sur sa racine et sur ses attaches laryngées,

Agit en même temps sur les nerfs *sensibles* qu'elle contient et qui en partent :

Le nerf LARYNGÉ SUPÉRIEUR L. S. (qui envoie des ramascules à la base même de la langue);

Le GLOSSO-PHARYNGIEN G. P.;

Le LINGUAL L;

Nerfs dont l'excitation ainsi provoquée est transmise au centre bulbaire et réfléchie en mouvement (*réflexe respiratoire*) par les nerfs *moteurs :*

(1) Le nerf PHRÉNIQUE; (2) les nerfs des muscles thoraciques; (3) le nerf des muscles respiratoires de la face ou N. FACIAL.

Ainsi sont mis en jeu, dans l'ordre de succession suivante :

(1) Le DIAPHRAGME; (2) les muscles thoraciques; (3) les muscles respiratoires de la face.

(Couleur *bleue :* nerfs *sensitifs;* couleur *rouge :* nerfs *moteurs*).

Excitation primitive transmise au centre bulbomyélitique par les nerfs sensibles, sur lesquels agissent les tractions de la langue, notamment et prédominemment les nerfs laryngés supérieurs et les expansions terminales trachéo-bronchiques des pneumogastriques; accessoirement les nerfs glossopharyngien et lingual.

Répercussion *réflexe* sur les nerfs moteurs respiratoires, et en particulier sur le *phrénique,* d'où le réveil des mouvements du diaphragme et, par eux, de la fonction respiratoire.

L'observation objective nous a montré, en effet, que c'est bien par le retour des *contractions diaphragmatiques* qu'agit tout d'abord la provocation par les tractions linguales ; car, dans toutes nos expériences se trouve signalé ce fait que les premiers mouvements s'aperçoivent vers le *creux épigastrique,* à la région abdominale supérieure, ou région diaphragmatique : très faibles, dès le début, et consistant en un simple soulèvement, ces mouvements s'accentuent progressivement ; puis ils sont suivis du soulèvement concomitant de la paroi costo-thoracique, auparavant silencieuse ; et enfin, en dernier lieu, des mouvements respiratoires de la face, c'est-à-dire des narines, qui étaient totalement abolis dans l'état de mort apparente, et qui se rétablissent les derniers ; en sorte que le branle est donné par le réveil du diaphragme, réveil annoncé par l'espèce de *hoquet inspiratoire* qui ne manque jamais dans le cas de rappel à la vie ; puis viennent et suivent les mouvements respiratoires du thorax, et enfin, en dernier lieu, ceux des ailes du nez : on est alors assuré de la revivescence de l'asphyxié.

Il n'est pas sans intérêt de rappeler que chez le nouveau-né qui accomplit sa première inspiration, c'est également par le fonctionnement du diaphragme que commence le phénomène, ainsi qu'en témoigne l'observation, faite depuis longtemps par les accoucheurs, des mouvements légers, superficiels, que l'on aperçoit vers le creux épigastrique, et qui s'accentuent progressivement, au fur et à mesure que s'établissent plus largement les contractions diaphragmatiques : cette observation a été faite surtout dans le cas de rappel à la vie par l'insufflation du nouveau-né en état d'asphyxie, et l'effet des tractions linguales a pu en fournir déjà de nouvelles et non moins favorables occasions.

Ainsi se trouve clairement déterminé, par l'analyse expérimentale, le mode d'action, le mécanisme des *tractions systématisées de la langue* dans le traitement de la mort apparente par asphyxie de toute origine; et cette détermination, tout en apportant au procédé la consécration scientifique, fournit, en même temps, la raison palpable des résultats pratiques auxquels il doit nécessairement conduire, et justifie, par là, toute la confiance qu'il est permis de mettre en sa puissance et en son efficacité.

XI

PARTIE EXPÉRIMENTALE

Il n'est pas inutile, ni sans intérêt, de rapprocher, des faits d'application qui précèdent, quelques-uns des *faits expérimentaux* qui nous ont servi à établir l'efficacité du procédé, et qui permettent, en même temps, de saisir les véritables limites de cette efficacité, c'est-à-dire les conditions dans lesquelles son action est encore ou n'est plus possible.

Ces faits vont montrer que, même dans les cas extrêmes où le rappel définitif à la vie ne peut plus être réalisable, le procédé des *tractions rythmées* de la langue — et lui seul — est capable, tellement puissante est son action, de ressusciter encore, momentanément, le réflexe respiratoire et cardiaque, et consécutivement la fonction cardio-respiratoire qui en résulte. C'est surtout la submersion qui a servi à ces expériences.

La suivante, que nous prenons pour type, parmi un grand nombre d'autres, est particulièrement de nature à démontrer la limite extrême à laquelle peut agir le *procédé de la langue* appliqué avec persistance (1).

(1) La plupart de ces expériences ont figuré dans la thèse déjà citée (p. 102) d'un de nos élèves du laboratoire, M. Yves Lecoquil.

Exp. I. — CHIEN SUBMERGÉ DURANT 3 MINUTES 1/2 RETIRÉ ET SOUMIS AUX TRACTIONS LINGUALES PENDANT 10 MINUTES. RETOUR A LA VIE.

Le 12 décembre, à 2 h. 55, dans l'amphithéâtre du Laboratoire de physiologie, un chien de moyenne taille, pesant 10 kilogrammes, est plongé dans la cuve pleine d'eau à la température de 10° C.

L'animal disparait d'abord puis revient à la surface, se débat énergiquement et respire quelques instants pour plonger de nouveau à plusieurs reprises; après une lutte réalisée dans les conditions ordinaires de la submersion chez l'homme, il finit par rester immobile sous l'eau. On entend en ce moment des mouvements de déglutition, tandis que plusieurs grosses bulles d'air viennent éclater à la surface.

On le retire alors de la cuve; 3 minutes 1/2 après le début de la submersion; on l'étend sur une table, immobile, les battements cardiaques non saisissables, mais le réflexe oculo-pupillaire non encore complètement aboli. De plus, quelques mouvements respiratoires irréguliers et asphyxiques se manifestent, les mâchoires sont assez fortement serrées.

Au bout de deux minutes d'expectation, tous ces phénomènes ont complètement disparu et le chien est absolument en état de *mort apparente;* on attend ce moment pour faire sur la langue des *tractions rythmées* successives.

Cet organe est pâle, et ce n'est qu'au bout de trois minutes qu'on perçoit un hoquet inspiratoire assez intense; puis la mâchoire se resserre, le réflexe cornéen reparait, la pupille est moins dilatée, la langue reprend sa coloration normale.

Après 10 minutes de tractions, les mouvements respiratoires sont devenus à peu près réguliers, et le chien est abandonné à lui-même, entouré de linges secs, au-dessus d'une bouche de chaleur.

Il y reste assoupi, poussant un gémissement à chaque expiration, ce n'est que vingt minutes plus tard qu'il réagit lorsqu'on excite le réflexe caudal. Puis il se ranime peu à peu, se lève sur les pattes antérieures d'abord.

Trois heures après la submersion, le chien se promène dans le laboratoire, respirant librement et sans gémir.

Le lendemain, il continue à bien aller, mange comme à l'ordinaire et reprend son existence antérieure.

Pour bien apprécier toute la portée de ce résultat, il importe de considérer la longue durée relative de la submersion, 3 *minutes* 1/2, et de rappeler que dans les nombreuses expériences de la commission anglaise, la limite maxima du temps à la suite duquel les animaux (chiens) soumis à la noyade pouvaient être ramenés à la vie par les procédés de respiration artificielle, notamment par le procédé de *Sylvester*, a été, constamment, de 1 minute à 1 minute 1/4.

Il est à noter aussi que, dans l'expérience qui précède, on a attendu les signes absolument confirmés de la mort apparente.

Le peu de résistance de petits animaux, tels que le cobaye (*vulgo* cochon d'Inde), et l'exiguïté relative de leur langue qui semble laisser peu de prise pour les tractions à exercer sur elle, donnent un réel intérêt aux expériences ci-après, et à leurs résultats positifs; en outre, ces expériences, rapprochées des essais heureux qui ont été réalisés sur les *enfants nouveau-nés*, permettent de se rendre compte de la possibilité de cette application et des résultats satisfaisants qui en sont la conséquence.

Exp. II. — COBAYE SUBMERGÉ UNE MINUTE.

RAPPEL A LA VIE PAR LES TRACTIONS LINGUALES.

Le 3 mars. — Un cobaye adulte est maintenu une minute constamment sous l'eau; n'ayant plus alors de réaction, on le retire immobile, sans mouvement ni réflexe.

On lui saisit la langue avec une pince, on opère des *tractions rythmées* successives, et au bout de quinze secondes se produit un premier hoquet, suivi bientôt de quelques autres moins faibles, les réflexes reviennent, et aprèstrois minutes de tractions environ, l'animal est abandonné à lui-même et essuyé.

Il respire encore par saccades, d'une façon lente et irrégulière pendant quelques minutes, reste abattu, puis la respiration se régularise.

Quand on le porte auprès du feu, l'état général s'améliore et le soir même il est remis dans la cage avec les autres cobayes.

Exp. III.— COBAYE EN ÉTAT DE MORT APPARENTE PAR SUBMERSION (1 minute 40 secondes).

RAPPEL A LA VIE PAR LES TRACTIONS LINGUALES.

Le 4 mars. — Un cobaye adulte est maintenu pendant une minute quarante secondes constamment sous l'eau, d'où il n'est retiré que lorsqu'il tombe de lui-même au fond, immobile.

Il est sorti, absolument inerte, sans réflexe oculo-pupillaire, ni constriction maxillaire, sans respiration ni circulation perceptibles.

On lui saisit la langue avec une pince à pansement,

et l'on opère des *tractions* énergiques, *rythmées*, d'arrière en avant et en sens inverse.

Ce n'est qu'après 15 à 20 secondes qu'un premier hoquet inspiratoire, très net, se manifeste, suivi bientôt de quelques autres, puis la respiration se rétablit, le cœur est senti à la palpation; l'animal est essuyé alors, et abandonné à lui-même près du feu de la cheminée, où il reste d'abord assoupi, avec une respiration précipitée, irrégulière.

Une demi-heure plus tard, il était presque complètement remis.

Exp. IV. — COBAYE EN ÉTAT DE MORT APPARENTE APRÈS SUBMERSION PROLONGÉE DE 1 MINUTE 1/2.

Rappel à la vie par les Tractions linguales.

Le 8 décembre à 3 heures, un cobaye adulte de 450 gr. est plongé dans de l'eau à 9°, de façon à le laisser venir, à deux ou trois reprises, respirer à la surface; puis, après avoir été maintenu sous l'eau jusqu'à disparition complète de tout mouvement, ce qui arrive au bout d'une minute et demie d'immersion, il est retiré de l'eau absolument inerte, ne présentant plus ni mouvement respiratoire, ni réflexe oculo-palpébral, ni battement cardiaque perceptible.

On a immédiatement pris la langue avec une pince et opéré des *tractions rythmées* successives, les deux mâchoires étant maintenant écartées par un aide, ce qui a fait pincer les narines pendant une minute environ, par inadvertance.

Au bout de 4 minutes de tractions, l'animal ayant été essuyé et recouvert de linges chauds, s'est produit le premier hoquet inspiratoire, faible, suivi bientôt par deux ou trois autres isolément, à quelque distance d'intervalle ; alors s'est manifestée une légère respiration diaphragmatique, par saccades successives, tandis qu'une fine écume bouillonnait aux orifices nasaux et que le réflexe oculo-pupillaire était revenu à l'état normal.

On continue des tractions sur la langue pendant 10 minutes ; la respiration diaphragmatique devenant plus régulière et l'animal faisant des mouvements généraux assez prononcés, on l'abandonne à lui-même et on le place près du feu de la cheminée.

Il continue à respirer un peu précipitamment, et une heure après la submersion il est bien revenu à lui. On le laisse deux jours à cette place ; il prend de la nourriture comme à l'ordinaire, et le samedi matin 10 décembre il est remis en cage et se porte aussi bien que les autres.

Exp. V. — COBAYE EN ÉTAT DE MORT APPARENTE PAR SUBMERSION DE 3 MINUTES.

Rappel à la vie par les Tractions rythmées de la langue.

Le 5 décembre. — Un cobaye de 380 grammes est plongé sous l'eau, puis on le laisse venir respirer à plusieurs intervalles à la surface ; après quelques spasmes respiratoires et des mouvements généraux exécutés sous le liquide, il y reste complètement inerte au bout de *trois* minutes.

Retiré alors sans réaction aucune, sans le moindre indice de vie, on lui prend immédiatement la langue pour la soumettre à des *tractions* successives, mais non sans difficulté, par suite du mauvais état de la pince.

Néanmoins quelques faibles hoquets se manifestent, après quelques minutes seulement, pendant lesquelles tout espoir semblait perdu, et plus de cinq minutes depuis le début des tractions la respiration diaphragmatique s'est complètement rétablie ; le réflexe cornéen, absolument aboli après la noyade, est également revenu, puis la respiration thoracique et faciale a reparu, des mouvements généraux se sont manifestés spontanément, et l'animal a pu être abandonné à lui-même après dix minutes de tractions linguales. Essuyé pendant ce temps et recouvert de linges secs et chauds, il est placé près du feu.

25 minutes après la sortie de l'eau, la respiration est précipitée, irrégulière, et s'accompagne de petits soubresauts spasmodiques.

Cependant l'état général va s'améliorant et l'animal reste deux jours près de la cheminée, prenant très peu de nourriture; enfin le 7 décembre au matin il est tout à fait rétabli, aussi vif qu'auparavant, et partage la vie commune avec ses congénères.

Il convient de remarquer que la durée de 3 minutes de submersion constitue une limite tout à fait extrême pour le cobaye, et que ce n'est qu'exceptionnellement qu'il est possible, en ce cas, grâce à la puissance du moyen, de ramener définitivement la fonction respiratoire et la vie.

Il peut se faire, ainsi que nous l'avons déjà dit, que le rappel des contractions du muscle essentiellement inspirateur, le *diaphragme*, ne soit que passager, dans certaines conditions où les phénomènes asphyxiques — notamment à la suite de la noyade — sont arrivés à un degré tel que le rappel à la vie est impossible par tous les moyens, quels qu'ils soient.

Mais tellement puissante est l'action des *tractions linguales* que, même dans ces conditions, elle parvient à susciter un certain nombre de contractions diaphragmatiques, avec les mouvements respiratoires qu'elles constituent, et alors qu'aucun des autres procédés de respiration artificielle, en usage habituel en ces cas, n'est capable de provoquer la moindre apparence de mouvements de cette nature.

Voici le résumé de quelques expériences qui, tout en donnant la preuve du fait qui précède, permettent, en même temps, de fixer les indications de la méthode, principalement dans les cas d'asphyxie par submersion.

Trois chiens submergés le 4 mars, dans la cuve du laboratoire, n'ont pu être rappelés à la vie malgré quelques hoquets inspiratoires déterminés, dans chaque cas, par des tractions linguales répétées; le réflexe avait donc été provoqué, mais l'obstruction complète de la trachée, des bronches et des alvéoles pulmonaires par une écume fine très abondante, constatée à l'autopsie, avait mis obstacle au rétablissement de la fonction.

Exp. VI. — Le *premier* de ces animaux, aussitôt plongé dans l'eau, tombe au fond et ne parvient pas, malgré des efforts réitérés, à venir respirer une seule fois à la surface.

Il est retiré au bout d'une minute et demie, immobile et insensible, les pupilles dilatées, les mâchoires relâchées, sans respiration, ni cœur perceptibles.

Soumis aux *tractions linguales* successives et rythmiques, il manifeste un *faible hoquet* après cinq minutes, mais rien à la suite; de sorte qu'on le traite en vain pendant 15 minutes, un peu de liquide et d'écume sortant de la bouche et du nez par la déclivité imprimée à la tête.

Autopsie. — Environ 45 minutes après la noyade, il a les poumons ecchymosés par endroits, et remplis d'écume fine, blanche, qui en sort à la coupe et à la pression; les bronches et la trachée sont encombrées par une mousse semblable.

Le cœur est en diastole et contient du sang liquide dans les deux cavités, mélangé à quelques caillots peu considérables de consistance moyenne. L'estomac renferme beaucoup d'eau, l'intestin est normal.

Exp. VII. — Le *second*, plongé dans l'eau dans les mêmes conditions, se débat énergiquement pendant quatre minutes et parvient à respirer plusieurs fois à la surface, quoiqu'on l'oblige à replonger tant qu'on peut.

Sorti de la cuve immobile et insensible, sans réflexe oculaire, mais avec une certaine roideur maxillaire, il est traité aussitôt par le *procédé de la langue*, qui amène un *hoquet inspiratoire* au bout de la 101e traction, mais sans autre indice vital, les mâchoires elles-mêmes s'étant relâchées.

On continue néanmoins à agir sur la langue pendant 15 minutes, sans résultat; du liquide en assez grande quantité, mélangé d'un peu d'écume, sortant de la bouche et du nez par la déclivité de la tête, on fait alors sur le thorax et l'abdomen des pressions énergiques successives qui augmentent beaucoup cet écoulement, puis on suspend l'animal par les membres postérieurs, ce qui lui fait rendre encore beaucoup de liquide.

L'*autopsie*, faite 30 minutes après l'immersion, montre les poumons ecchymosés par places, donnant à la coupe une mousse fine, blanche, très abondante, qui obstrue également les grosses bronches et la trachée d'une façon complète.

Le cœur contient du sang liquide dans les deux cavités, en voie de coagulation dans le ventricule gauche.

L'estomac renferme des aliments solides et peu d'eau. L'intestin est normal, mais la muqueuse est fortement hyperhémiée dans les anses qui avoisinent la vessie.

Exp. VIII. — Le *troisième* est submergé dans les mêmes conditions expérimentales que les précédents, mais ne réagit pas beaucoup et ne vient qu'une seule fois, au début, respirer à la surface, puis reste sous l'eau une minute et demie, en est retiré après deux à trois mouvements convulsifs, asphyxiques, éloignés l'un de l'autre, avec une roideur assez prononcée des mâchoires, mais sans réflexe oculaire, sans respiration ni circulation.

Soumis aux *tractions linguales* habituelles, il manifeste après trois minutes un *hoquet inspiratoire* assez intense, puis quelques autres plus faibles à quelques secondes d'intervalle, mais rien ne survenant au bout de la dixième minute, l'animal est abandonné et *autopsié*.

Cœur en diastole, rempli de caillots très consistants.
Poumons, bronches et trachée obstrués par une écume fine en quantité.
Peu d'eau dans l'estomac.

Ces faits, comme on le voit, sont bien ceux dans lesquels l'inondation bronchique et du sang ont réalisé des conditions qui ne permettent plus la lutte contre l'asphyxie confirmée : l'excitabilité du système nerveux n'est plus suffisante pour que le réflexe respiratoire puisse être maintenu, bien que la provocation par les tractions linguales persistantes soit assez puissante pour le faire se manifester encore, mais passagèrement, l'état des poumons ne permettant plus, d'ailleurs, la réalisation fonctionnelle de l'hématose.

Ces cas expérimentaux représentent exactement ceux que le professeur Brouardel a signalés et si bien décrits chez les noyés, que nul procédé et aucune sorte de tentative ne sauraient rappeler à la vie.

Mais ce qui donne, en outre, un grand intérêt aux exemples qui précèdent, c'est qu'ils révèlent toute la puissance du moyen, par le résultat qu'il provoque, même dans les cas les plus extrêmes, et dans lesquels les conditions de la mort apparente sont telles, qu'il est devenu matériellement impossible d'y remédier. Et l'on assiste, néanmoins, alors à ce fait remarquable que les *tractions linguales* persistantes parviennent à forcer, en quelque sorte, la manifestation du phénomène biologique ou du réflexe respiratoire, quand bien même il lui est devenu impossible de se maintenir pour donner lieu au rétablissement de la fonction.

Ce n'est pas seulement à la suite des faits *expérimentaux* que cette constatation a pu être faite, la clinique s'est trouvée également en mesure de la donner, d'une façon éclatante, et dans des circonstances vraiment dramatiques que nous allons faire connaître.

XII

RAPPEL ET RÉSURRECTION PLUS OU MOINS PROLONGÉS

Par les Tractions rythmées de la langue

DU RÉFLEXE ET DE LA FONCTION CARDIO-RESPIRATOIRES

DANS LES CONDITIONS LES PLUS EXTRÊMES ET IRRÉMÉDIABLES

Les deux faits cliniques ci-après constituent deux exemples des plus remarquables et des plus démonstratifs qui se puissent rencontrer de résurrection fonctionnelle, à l'extrême limite de l'extinction vitale.

Le premier de ces faits nous a été communiqué par notre très distingué collègue, M. le professeur COUTENOT (de l'Ecole de Besançon), et nous en reproduisons exactement, comme elle le mérite, la relation circonstanciée et véritablement émouvante :

RÉSURRECTION MOMENTANÉE DE LA RESPIRATION ET DE LA CIRCULATION

Par les Tractions rythmées de la langue

A LA SUITE DE LA MORT PAR MÉNINGO-ENCÉPHALITE TUBERCULEUSE.

Obs LXIII. — «Jeanne Govignon est une jeune fille de 13 ans, née à Besançon, orpheline de père et de mère, et recueillie dans une institution de charité.

Non encore réglée, présentant peu des attributs de la nubilité, intelligente dit-on, sa constitution est frêle, malgré une peau brune, très épaisse et toujours sèche.

Une coxalgie infantile lui a laissé une claudication : son tempérament scrofuleux s'affirme par des marques cicatricielles d'adénite, et par la présence actuelle de plaies strumeuses sous le menton et sur les tibias.

De caractère docile et sensible, cette grande enfant se plaignait de malaise, de douleurs de tête, d'insomnie et de nausées, lorsque la fièvre s'alluma et détermina son entrée à l'hôpital, le 3 mai 1893. Elle n'y séjourna que 7 jours.

Une grande céphalalgie, des vomissements incessants, une température se maintenant à + 40°, de la constipation et du délire sombre sont les symptômes prédominants de l'affection méningo-encéphalique (1) qui, malgré une intervention énergique, ne se prolongea pas au delà du septième jour (10 mai).

Le 10 au matin, on m'avertit, pendant la clinique, que cette jeune malade, en agonie depuis une heure, venait de succomber. J'arrive près de son lit 3 à 4 minutes après ; la religieuse qui avait reçu son dernier soupir s'était déjà retirée.

Nous sommes en face d'un cadavre encore chaud, mais d'une lividité de face et des extrémités légèrement violacée ; la tête est inclinée sur l'épaule droite, une bave s'est écoulée de la bouche ; pupilles dilatées, immobilité de la respiration, insensibilité à toute excitation, plus de battements de cœur à l'auscultation, nécessairement pas de vestiges de pouls, on constate même un commencement de froid aux extrémités qui sont livides.

Nous ramenions sur le cadavre le rideau que nous avions écarté, lorsqu'il me vint à l'idée d'annoncer aux élèves la découverte de M. Laborde, et de leur décrire son mode opératoire, ne pensant nullement à une réussite.

(1) De nature scrofulo-tuberculeuse.

Je saisis la langue de la malade restée entre les dents, et je l'*étire fortement par un mouvement rythmique*, en la ramenant chaque fois quelque peu entre les dents : cet étirement est renouvelé environ 40 à 50 fois pour une minute.

Au bout de 3 minutes, la lividité est moins violacée : après 4 minutes environ, les ailes du nez semblent remuer quelque peu, puis ce mouvement devient manifeste, chacun se penche sur ce cadavre pour y saisir quelque signe nouveau.

L'étirement est continué, chacun de nous se rechange pour l'opérer méthodiquement. Un léger bruit guttural se fait entendre, puis on saisit un court frémissement thoracique, on découvre la malade, on perçoit manifestement un mouvement ascensionnel progressant des côtes et une action du diaphragme.

On ausculte le cœur, d'abord rien d'appréciable, puis un léger sussurus, puis un frémissement plus marqué; un fil parait à la radiale. Pendant ce temps, la lividité violette a fait place à la lividité pâle.

On s'anime dans l'espoir d'un retour, et on se précipite peut-être un peu trop.

Cinq à dix minutes s'étaient écoulées et la lividité disparait, la face redevient brune et incolorée selon l'habitude de la malade; la respiration est rétablie, les mouvements thoraciques et abdominaux paraissent aussi étendus qu'en normale, la pulsation cardiaque se sent à la palpation, les deux bruits sont distincts, le murmure respiratoire n'a pas son timbre, il a celui de l'anhélation, il est encombré par des ronchus asphyxiques, le pouls a reparu même développé, mais très mou.

A ce moment, l'émotion de l'assistance est extrême, un des élèves se tourne vers le maître en lui disant : « Quel cierge cette malade vous devra! » Celui-ci, de la main, lui fait signe d'attendre encore avant de tout espérer.

Cinq minutes s'écoulent, on commence à s'émouvoir en remarquant que tout tend à s'affaiblir graduellement, malgré l'étirement ininterrompu de la langue. Le marteau de Mayor est appliqué sur l'épigastre, le cadavre fait un mouvement qui se limite à la région ventrale et thoracique ; appliqué sur l'avant-bras, le marteau détermine la contraction de quelques muscles de l'avant-bras, qui se fléchit quelque peu sur le bras. Malgré cette apparence de sensibilité, le tout s'affaiblit, et la plupart des symptômes finirent par disparaître dans l'ordre inverse où ils s'étaient produits, l'aile du nez fut le dernier signe vital.

Cette fois, elle était trop réellement morte. »

L'auteur fait suivre cette émouvante relation des très judicieuses réflexions suivantes :

« Le retour à la vie avait un aspect tel que nos étudiants l'ont tous cru un instant possible et peut-être vrai.

« L'intelligence ne s'est révélée par aucun signe, la pupille est restée toujours immobile ; cependant la sensibilité inconsciente et la contractilité se sont réveillées par l'excitation du marteau.

« L'assistance, tristement déçue, me demande alors « pourquoi tout ce retour fonctionnel n'a-t-il pas ramené réellement la vie ? » J'ai cru ne pas m'éloigner de la vérité en répondant :

« La malade a succombé à une maladie, il y avait donc *extinction* de la vie, s'il n'y eût eu qu'une *suspension* de la vie nous l'aurions probablement sauvée. » Ce n'était pas un cas de mort apparente, c'était un cas de mort *s'achevant*.

« De cette remarquable observation il ressort l'indication pratique d'user de ce procédé dans toute syncope (chloroforme, angine de poitrine, asphyxies, etc.) où il n'y a que suspension de la vie.

« Il ressort aussi cette notion : la mort ne se produit pas de manière instantanée, l'organisme s'éteint progressivement.

« Dans notre cas particulier, le bulbe était le refuge des derniers vestiges de la vie. Nous ne savons si les autres parties du cerveau (mésocéphale, hémisphères, etc.) n'ont pas aussi leur réflexe.

« Seulement il est permis d'affirmer que la mort doit se produire très variablement, selon les circonstances qui la déterminent, selon les idiosyncrasies, les qualités nerveuses et vitales des individus.

« Il y a là un vaste champ d'études sur la fin de l'existence. »

Rien de plus juste que ces remarques relativement aux conditions mêmes de l'extinction *organique*, *matérielle*, ou simplement fonctionnelle, purement suspensive des phénomènes vitaux : le fait clinique ci-dessus reproduit exactement les faits expérimentaux dans lesquels nous avons déterminé, à la suite de la submersion, par exemple, les véritables limites de la possibilité du rappel fonctionnel définitif et certain, ou d'une résurrection temporaire : dans le premier cas, il n'y a encore que suspension de la vie, à laquelle le branle peut être redonné ; dans le second cas, le coup mortel est frappé, le substratum organique de la fonction est désorganisé, et désormais incapable de récupérer sa vitalité, notamment son excitabilité fonctionnelle, en ce qui concerne les centres réflexes ; et cependant ces centres peuvent encore subir un réveil momentané, tellement puissant est le moyen qui procède des tractions linguales, le seul, d'ailleurs, comme nous l'avons montré, capable de produire ce résultat temporaire.

C'est bien aussi, comme le dit M. le professeur Coutenot, le BULBE qui constitue le refuge des derniers vestiges de la vie, c'est-à-dire du fonctionnement réflexe, particulièrement en ce qui concerne la fonction respiratoire. C'est ce que nous nous proposons de démontrer plus amplement dans de nouvelles recherches, que nous poursuivons à un autre point de vue : celui du procédé de la langue considéré comme *signe certain de la mort réelle*.

Le second cas, dû à notre honoré confrère de Paris, M. le docteur CORITON, est peut-être plus démonstratif encore, en ce sens que la résurrection s'est maintenue, et que la malade a pu vivre plus de *trois mois* avec son affection, d'ailleurs fatalement irrémédiable de sa nature.

MORT APPARENTE A LA SUITE D'UN ACCÈS DE SUFFOCATION ET D'ASPHYXIE DU A L'ADÉNOPATHIE TRACHÉO-BRONCHIQUE TUBERCULEUSE.

RAPPEL A LA VIE PAR LE PROCÉDÉ DES TRACTIONS RYTHMÉES DE LA LANGUE.

« Je viens de lire, m'écrivait le docteur Coriton, les nouveaux faits relatifs à votre *procédé des tractions rythmées de la langue*. Ils me remettent en mémoire un cas de ma pratique que je désirais vous communiquer. Je n'ai pu le faire jusqu'ici. Il date du 27 février 1893 :

Obs. LXIV. — « Je soignais à ce moment une jeune femme de 26 ans dont l'observation fut intéressante à plus d'un titre. Le diagnostic, incertain d'abord, fut posé et corroboré par plusieurs confrères qui ont vu la malade : *adénopathie trachéo-bronchique d'origine tuberculeuse probable*.

« La malade avait alors des accès de suffocation très intenses. Ce jour-là, à cinq heures du matin, l'accès eut une telle violence qu'on vint me chercher dès son début. Le trajet à faire n'était pas très long, 300 mètres à peu près, plus quatre étages à descendre et à monte . Je me rendis rapidement au domicile de la malade.

« Mais déjà on venait au-devant de moi me dire que tout était fini, qu'elle venait de rendre le dernier soupir..., qu'elle était morte.

« Cette nouvelle ne fit que hâter mon ascension, et je trouvai la malade *livide et inerte, n'ayant plus de mouvements respiratoires, même légers; n'ayant plus de pouls, ni de battements du cœur*.

« Je pensai à votre procédé, que je mis à exécution sur-le-champ, à l'étonnement de tous.

« *Je saisis la langue que j'étirai fortement par un mouvement lent et bien rythmé*, 35 à 40 fois par minute environ.

« Le premier phénomène un peu saillant fut la disparition progressive de la pâleur sur les pommettes et autour du nez surtout.

« Trois minutes à peine s'étaient écoulées, que l'on saisit un léger mouvement des ailes du nez :

ce mouvement devient manifeste de plus en plus, et à la cinquième minute il se produit un léger soupir.

« Je fais alors deux injections d'éther. Les soupirs se renouvellent plus profonds, et l'on voit la cage thoracique se soulever par instants.

« Au bout d'une demi-heure, les battements du cœur, le pouls reparaissaient, la malade recouvrait une certaine sensibilité, et la respiration se faisait régulière.

« J'ai pu quitter ma malade après une heure et demie, absolument tranquille sur son compte.

« En effet, elle est entièrement revenue de cet état de mort apparente.

« L'affection dont elle était atteinte a malheureusement continué son évolution ; et la malade a fini par succomber, définitivement cette fois, le 29 mai 1893, *plus de trois mois* après l'alerte que je viens de vous raconter.

« Je n'ai pas souvent assisté à une scène plus empoignante que celle-là. Les parents, le mari surtout, étaient stupéfaits, et ne savaient comment me remercier.

« J'étais un peu stupéfié moi-même, car je ne croyais pas à la possibilité d'une résurrection.

« Les conclusions se tirent d'elles-mêmes d'un fait pareil.

« Je suis heureux de pouvoir vous l'adresser, à vous qui avez rendu si grand service par la découverte de ce procédé. »

Ce fait, qui se passe effectivement de commentaire, constitue, je le répète, non seulement une démonstration nouvelle de l'efficacité du *procédé de la langue* dans tout cas de mort apparente asphyxique, quelles qu'en soient la cause et la nature, mais encore de sa puissance remarquable et telle, qu'il est capable de faire revivre les grandes et essentielles fonctions de la vie — fonctions de respiration et de circulation — dans les conditions et à la limite les plus extrêmes et les plus désespérées de l'extinction de ces fonctions.

XIII

INSTRUCTIONS RELATIVES AUX SECOURS A DONNER AUX NOYÉS ET ASPHYXIÉS ET EN GÉNÉRAL AUX PERSONNES EN ÉTAT DE MORT APPARENTE.

BASÉES SUR L'EMPLOI DU PROCÉDÉ DE LA LANGUE.

D'après le docteur H. MARESCHAL,
Médecin-major de 1re classe.

La connaissance du *procédé des tractions systématisées de la langue*, en se vulgarisant, a commencé à appeler l'attention des Sociétés de sauvetage, et nous avons reçu de leur Président actuel, M. le baron H. LARREY, la demande d'une note, que nous nous sommes empressé de lui transmettre, résumant sommairement et clairement sa mise en œuvre.

Il y a lieu d'espérer que les dites Sociétés, et leurs postes de secours (1), ne tarderont pas à préconiser et mettre en pratique le *procédé de la langue;* ce qui est d'autant plus à désirer que, à part la démonstration déjà faite de son efficacité hors de pair, sa simplicité et sa facilité d'exécution le mettent à la portée du premier venu.

C'est ce qu'a parfaitement compris M. le docteur H. MARESCHAL, médecin-major de 1re classe

(1) Les médecins de la Préfecture de la Seine, chargés de ce service public, notamment MM. les docteurs A. VOISIN et DUBIEF, se sont également préoccupés des instructions nouvelles à introduire à cet égard; et nous nous sommes empressé de leur fournir les renseignements appropriés.

au 2e régiment des pontonniers (en garnison à Angers), qui a rédigé et inséré — après avis de la Commission technique du Ministère de la guerre — dans le n° 5 (Mai 1893) des *Archives de médecine et de pharmacie militaires*, une importante note destinée, nous en sommes convaincu, à remplacer les anciennes instructions, et dont nous avons cru devoir reproduire ici les parties essentielles, pour donner une juste idée de la valeur attribuée par notre honorable confrère au *procédé de la langue*.

Ayant organisé, au 2e régiment de pontonniers, avec le concours de M. le médecin-major Guilbbaud, des exercices pratiques et des conférences sur les secours à donner aux noyés, nous avons cru utile d'introduire l'emploi du procédé de M. Laborde dans une « instruction » qui est distribuée à chaque pontonnier sauveteur et affichée, en outre, dans les divers postes d'équipage.

Ajoutons que les conseils qu'elle renferme sont applicables dans les cas de mort apparente due aux gaz délétères, de même qu'à la fumée d'incendie, au chloroforme, à la strangulation, à la pendaison, à la fulguration, à l'électrocution, à la syncope, à l'asphyxie des nouveau-nés, etc.

Enfin, les cas de submersion et de *strangulation* des animaux, notamment des chevaux, n'étant pas très rares, le *procédé de la langue* sera aussi très utilement employé dans ces circonstances.

Cette instruction est ainsi rédigée :

« Aussitôt que le noyé sera retiré de l'eau :

« I. — Après avoir étendu le corps sur le dos en laissant « la tête basse, dégagé le cou en enlevant ou coupant

« le col et la cravate, écarté les mâchoires et fait maintenir cet écartement par un aide (n° 2); enfin, débarrassé rapidement la gorge des mucosités qui peuvent l'obstruer, *on pratiquera immédiatement le procédé de la langue* de la façon suivante :

« L'opérateur (n° 1), saisissant solidement le corps de la langue entre le pouce et l'index, avec un mouchoir ou un linge quelconque et même, au besoin, avec les doigts nus, exerce sur elle, de quinze à vingt fois par minute, de fortes tractions rythmées, suivies de relâchement.

« Il est indispensable qu'il se rende bien compte que ses tractions agissent sur la racine même de la langue et non pas seulement sur la pointe.

« Tout à fait au début, et seulement pendant les deux ou trois premières tractions, il sera utile d'introduire l'index de l'autre main dans l'arrière-gorge, de façon à provoquer le vomissement.

« En même temps, deux aides (n°s 3 et 4) pratiquent la « *respiration artificielle,* » en opérant simultanément des pressions rythmées et énergiques, l'un (n° 3) sur les deux côtés de la poitrine, concentriquement; l'autre (n° 4) sur le ventre, de bas en haut. Ces pressions sont faites quinze fois par minute et suivies, chaque fois, d'un relâchement brusque et simultané.

« L'opérateur qui agit sur la langue prononce le commandement : *une,* au moment où il opère la traction, et le commandement : *deux,* lorsqu'il fait rentrer la langue dans la bouche. Les pressions sur la poitrine et le ventre doivent coïncider avec le commandement : *deux,* et leur cessation, avec le commandement : *une* (1).

(1) Si l'opérateur est seul ou ne dispose d'aucun aide convenable, il se bornera exclusivement et avant tout au « procédé de la langue, » pendant au moins quinze minutes. D'une main, il maintiendra l'écartement des mâchoires, de l'autre, il opérera les tractions.

« Ces soins immédiats doivent être appliqués durant « au moins *quinze minutes* (1) pendant lesquelles on « fait, dans la limite des moyens dont on dispose, fric- « tionner et réchauffer le patient.

« Il faut ensuite :

« II. — Transporter rapidement le noyé au poste de « secours ou dans un abri proche et bien aéré ; le dés- « habiller, l'essuyer, l'envelopper avec un peignoir de « flanelle et le coucher sur un lit en laissant la tête « basse. Si le retour de la respiration ne s'est pas pro- « duit, on emploie alors le procédé suivant dit : « Pro- « cédé de Sylvester » pour la respiration artificielle.

« Après avoir fait saillir la poitrine en passant sous « les reins des vêtements roulés ou un coussin, les « mâchoires étant écartées, et la langue maintenue, au- « tant que possible, hors de la bouche par un aide « placé à califourchon au niveau du ventre du patient, « l'opérateur agenouillé, à la tête du noyé, fait ployer « les avant-bras sur les bras, saisit les coudes et les « appuie fortement sur les parois de la poitrine « (1er temps), les en écarte horizontalement, de façon « que chacun d'eux forme un angle droit avec le corps « (2e temps) ; les enlève verticalement en avant de la « tête (3e temps) ; puis les rabat directement sur les « parois de la poitrine (1er temps). La même manœu- « vre est répétée quinze fois par minute, pendant dix « minutes.

« III. — Ensuite on emploiera de nouveau pendant « quinze minutes le « Procédé de langue » combiné avec

(1) L'aide n° 2 se fatigue rapidement; il devra donc, si cela est possible, être remplacé au bout de cinq minutes. Toutefois, il se fatiguera moins vite et son action sera plus efficace, s'il remplace ses pressions manuelles par l'emploi de la « sangle à trois chefs, » et, à défaut de sangle, par un lien quelconque, formant boucle autour de la poitrine, et sur les extrémités duquel il opère des tractions rythmées en sens inverses (par exemple : une corde longue de 1m20, une blouse ou une veste roulée par le milieu, les manches étant étendues, etc.).

« celui de la « Respiration artificielle, » ainsi qu'il est « dit au § I. On alternera ainsi les deux méthodes pen- « dant une heure au moins.

« IV. — Simultanément, il est utile que d'autres aides « soient occupés à rappeler la circulation et la chaleur. « par les moyens suivants :

« Frictions sur tout le corps, la plante des pieds, la « paume des mains avec des gants de crin, des frot- « toirs de laine, des linges chauds, etc.; massage et « pétrissage des membres; flagellation avec des pa- « quets d'orties, bassinoire ou cruchons remplis d'eau « chaude promenés sur tout le corps, fers à repasser, « briques ou cailloux chauffés, en prenant la précau- « tion de ne pas produire de brûlures. Si le noyé fait « des efforts pour respirer, passer rapidement sous le « nez ou devant la bouche une petite éponge ou un « petit linge imbibés d'ammoniaque; s'il a des envies « de vomir, introduire le doigt au fond de la gorge. « Il ne faut pas lui donner à boire avant qu'il ait re- « pris ses sens, mais on peut, en vue de le ranimer, « introduire dans la bouche quelques gouttes d'eau-de- « vie, de vinaigre, d'alcool camphré, etc.

« On se rappellera qu'il faut toujours secourir un « noyé et insister longtemps. Si la submersion a duré « cinq minutes, on réussit presque toujours; on a « sauvé des noyés après plus d'une demi-heure de « submersion.

« Les infirmiers et les moniteurs de natation seront « exercés d'avance au sauvetage des noyés; on leur « enseignera surtout à n'employer que les moyens dits « de fortune, » c'est-à-dire les seules ressources qu'ils « auront sous la main au moment de l'accident.

« On ne perdra jamais de vue que le succès dépend « de la rapidité des secours et de l'intelligence avec « laquelle ils sont administrés. »

. . . .

« Le point essentiel à retenir, ajoute M. H. Mareschal, est que la langue doit être saisie solidement et qu'il est nécessaire que les tractions soient fortes, de façon qu'on ait la sensation que l'on tire sur la racine même de cet organe, auquel cas la provocation inspiratrice est surtout puissante et efficace.

. . . .

« Les réflexes auront d'autant plus de chances de se produire qu'ils seront plus tôt provoqués; il y a donc intérêt à ne pas s'attarder à des soins préliminaires; c'est pourquoi, considérant ceux-ci comme accessoires, nous avons cru devoir les passer sous silence.

« Nous pensons donc pouvoir énoncer que si l'opérateur est seul, il doit tout d'abord employer le procédé de la langue.

. . . .

« Pourquoi, dira-t-on, donner la préférence (si l'opérateur est seul) aux tractions linguales plutôt qu'au procédé de Sylvester? Parce que, répondrons-nous, les rapports de la commission de Londres (1) mentionnent que ce procédé n'a jamais pu ramener la vie après une submersion d'une durée supérieure à une minute et quart; tandis que les expériences faites par M. Laborde et ses élèves (2) ont prouvé que le procédé découvert par lui avait fréquemment été suivi de succès, après une submersion continue notablement plus prolongée, de même qu'après des submersions de quatre à cinq minutes, entrecoupées toutefois de

(1) *Annales d'hygiène et de médecine légale*, 1863; Tardieu (*Expériences de la Commission de Londres sur les procédés de respiration artificielle*).

(2) Voir thèse Lecoquil, *La submersion*, etc. Paris, 1893.

quelques retours à la surface de l'eau. En outre, l'observation de M. le docteur Billot (1) et celles qui ont été communiquées à l'éminent physiologiste par un assez grand nombre de médecins, démontrent que les tractions linguales ont réussi là où le procédé de Sylvester avait échoué.

« Il paraît donc logique d'accorder la priorité au procédé de la langue, si, étant seul, on ne peut employer en même temps la respiration artificielle.

« M. Laborde a bien voulu nous initier à la technique de son procédé, et nous rendre témoin d'expériences que nous avons répétées ultérieurement. On ne peut se faire une juste idée de la puissance de ce moyen qu'en assistant à la résurrection de chiens submergés, ne donnant plus aucun signe perceptible d'existence, et présentant l'abolition complète du réflexe oculo-palpébral. On est tout surpris, après dix et même quinze minutes de tractions et sans aucun autre moyen adjuvant, de voir réapparaître une, puis plusieurs inspirations successives, et enfin se rétablir la fonction spontanée et totale. La première manifestation du retour à la vie est constituée invariablement par une légère contraction au creux épigastrique, bientôt suivie de plusieurs autres plus accentuées ; ensuite surviennent les mouvements thoraciques, puis ceux des ailes du nez, ainsi que les battements du cœur et le réflexe oculo-palpébral. »

. . . .

Après être revenu en quelques mots sur le peu d'importance qu'il accorde avec juste raison

(1) *Académie de Médecine*, séance du 22 novembre 1892.

dans son instruction aux soins préliminaires, M. H. Mareschal conclut ainsi :

« Nous n'hésitons donc pas à prescrire en première ligne l'emploi absolument immédiat de la « méthode combinée » dans laquelle les tractions de la langue ainsi que les pressions sur le thorax de l'abdomen devront être très énergiques. Et, *pour nous résumer*, nous dirons :

« Dans tous les cas d'asphyxie où le procédé de Sylvester réussira, le *procédé de la langue* réussira également;

« Dans tous les cas où celui-là sera inefficace, celui-ci *pourra être suivi de succès.*

« *Donc, il y a lieu de donner toujours à ce dernier la priorité*, en l'employant, soit seul, soit mieux encore combiné avec les pressions thoraco-abdominales énergiques. »

Nous ne quitterons pas ce consciencieux travail sans exprimer à nouveau le vœu et l'espoir que les instructions rédigées par le docteur Mareschal soient adoptées, comme règle, dans l'armée, et aussi dans tous les postes de secours.

CONCLUSIONS GÉNÉRALES

I. — Le Procédé des *tractions systématisées et rythmées de la langue* est le moyen le plus puissant du rappel du RÉFLEXE RESPIRATOIRE, et par conséquent de la fonction que ce réflexe constitue essentiellement, c'est-à-dire de la *fonction de respiration.*

De là son efficacité, supérieure, dans les ASPHYXIES de toute origine, et la mort apparente, qui en est la suite; et alors que tous les autres procédés en usage ont échoué.

L'action du procédé « de la langue » se produit par le mécanisme excito-moteur suivant :

Excitation primitive exercée par les tractions de la langue sur les expansions *sensitives* des nerfs laryngo-bronchiques (laryngé supérieur et pneumogastrique), et sur les nerfs sensitifs de la langue (lingual et surtout glosso-pharyngien); excitation secondaire ou réflexe des nerfs *moteurs* respiratoires, en particulier du *nerf phrénique*, et par suite des contractions diaphragmatiques, bientôt suivies du jeu des muscles thoraciques, et, en dernier lieu, des mouvements respiratoires de la face (contraction des narines).

A part sa puissance et son efficacité propres, le procédé « de la langue » tire une importance particulière de sa facilité d'application, qui en fait un *moyen vulgaire* à la portée de tout le monde ; car la technique ci-après résumée en est des plus simples.

II. — TECHNIQUE DU PROCÉDÉ DES TRACTIONS RYTHMÉES DE LA LANGUE

(Voir les planches p. 19 et 109.)

Saisir solidement le corps de la langue (tiers antérieur) entre le pouce et l'index, avec un linge quelconque, ou le mouchoir qu'on a dans sa poche, ou même avec les doigts nus, et exercer sur elle, de quinze à vingt fois par minute, de *fortes tractions réitérées, successives, rythmées*, suivies de relâchement, en imitant les mouvements rythmés de la respiration elle-même.

Pendant les tractions, il in[illegible] sentir que l'on tire bien sur la *racine* de la langue qui s'y prête, par son élasticité et sa passivité, surtout dans le cas de la mort apparente.

Lorsqu'on commence à sentir une certaine résistance, c'est que la fonction respiratoire se rétablit, et que la vie revient : il se fait alors, habituellement, un ou plusieurs mouvements de déglutition, bientôt suivis d'une inspiration bruyante, que j'appelle le *hoquet inspirateur*, premier signe de la *reviviscence*.

Si, au moment de saisir la langue, les mâchoires sont encore contractées et les dents serrées, les écarter, en forçant, avec les doigts si c'est possible, ou avec un corps résistant quelconque, morceau de bois, manche de couteau, bouchon, dos de cuiller ou de fourchette, extrémité d'une canne, etc., etc. (Voir la planche p. 19.)

S'il s'agit d'un *noyé*, en prenant la langue et tout au début des tractions, il est utile d'introduire l'index, de l'autre main, au fond de l'arrière-gorge, de façon à aider à la provocation du vomissement, afin de dégager, autant que possible, l'estomac de l'eau ou des aliments qui l'encombrent.

On peut se servir, pour saisir la langue et tirer sur elle, d'une pince appropriée : pince linguale, en usage dans la chloroformisation, caoutchoutée ou mieux à pointes ; pince de trousse, à pansement ou à polype, pince hémostatique, etc.

Dans l'asphyxie du nouveau-né, la pince à pansement et la pince hémostatique (pince de Péan) ont été surtout, jusqu'à présent, mises en usage.

M. le docteur Budin a fait disposer, chez Mathieu, une pince spéciale à cet effet, nous en donnons ici un dessin.

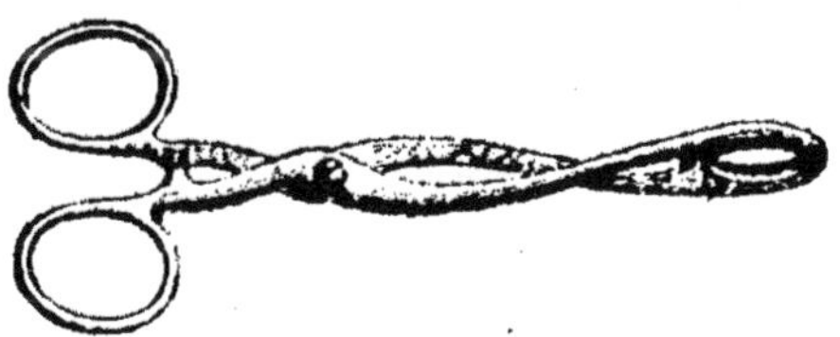

Mais il ne faut pas oublier que l'on peut se passer de tout instrument, et se servir uniquement de ses doigts: c'est ce qui donne au procédé toute sa valeur pratique, et qui le met à la portée de tous.

Il est d'une importance capitale de continuer les *tractions*, avec persistance, sans se lasser et se décourager, durant un temps assez long, le résultat pouvant encore être obtenu après une demi-heure, une heure et plus, de l'emploi ininterrompu du procédé; l'on peut, en ce cas, se relayer, si l'on est plusieurs auprès du cadavre.

III. — Enfin, le Procédé de la langue étant essentiellement *capable de déceler la mort apparente, en la faisant cesser*, peut constituer, par conséquent, un SIGNE de la *mort réelle*; signe également d'application facile et vulgaire.

Ce point de vue est à l'étude pratique, et fera l'objet d'un travail ultérieur.

IV. — STATISTIQUE DES CAS JUSQU'A CE JOUR CONNUS ET RELATÉS PLUS HAUT, DE RAPPEL A LA VIE PAR LE PROCÉDÉ DES TRACTIONS RYTHMÉES DE LA LANGUE, DANS LES DIVERSES ASPHYXIES.

1° Asphyxie par *submersion*.	6
2° Asphyxies *toxiques*.	6
3° Asphyxie et mort apparente *chloroformiques*	4
4° Asphyxie et mort apparente à la suite de *trachéotomie* et de *diphtérie croupale*.	6
5° *Idem* dans les *affections spasmodiques laryngo-bronchiques* (bronchite capillaire suffocante, toux spasmodique infantile, asthme aigu cardiaque)	3
6° Mort apparente par *syncope*, à la suite d'hémorrhagie *post partum*	1
7° Asphyxie et mort apparente par le *tétanos* et l'*éclampsie*	2
8° *Idem* à la suite du *foudroiement électrique*.	1
9° Asphyxie et mort apparente des *nouveau-nés*.	32
10° Dans les cas d'introduction d'*un corps étranger* dans les voies respiratoires. .	1
11° Dans un cas extrême d'*adénopathie bronchique tuberculeuse* (survie de trois mois).	1
Total.	63

TABLE DES MATIÈRES

Paris. — Imp. veuve Victor Goupy, rue de Rennes, 71.

Mai 1893.

ANCIENNE LIBRAIRIE GERMER BAILLIÈRE ET Cie

FÉLIX ALCAN, ÉDITEUR

108, Boulevard Saint-Germain, 108, PARIS

EXTRAIT DU CATALOGUE

SCIENCES — MÉDECINE — HISTOIRE — PHILOSOPHIE

I. — BIBLIOTHÈQUE SCIENTIFIQUE INTERNATIONALE

PUBLIÉE SOUS LA DIRECTION DE **M. ÉM. ALGLAVE**

Volumes in-8 en élégant cartonnage anglais. — Prix : 6 fr.
76 VOLUMES PARUS

1. J. TYNDALL. **Les glaciers et les transformations de l'eau,** 5e éd., illustré.
2. W. BAGEHOT. **Lois scientifiques du développement des nations,** 5e édition.
3. J. MAREY. **La machine animale,** locomotion terrestre et aérienne, 5e édition, illustré.
4. A. BAIN. **L'esprit et le corps considérés au point de vue de leurs relations,** 5e édition.
5. PETTIGREW. **La locomotion chez les animaux,** 2e éd., ill.
6. HERBERT SPENCER. **Introd. à la science sociale,** 10e édit.
7. OSCAR SCHMIDT. **Descendance et darwinisme,** 6e édition.
8. H. MAUDSLEY. **Le crime et la folie,** 6e édition.
9. VAN BENEDEN. **Les commensaux et les parasites dans le règne animal,** 3e édition, illustré.
10. BALFOUR STEWART. **La conservation de l'énergie,** suivi d'une étude sur LA NATURE DE LA FORCE, par *P. de Saint-Robert*, 5e édition, illustré.
11. DRAPER. **Les conflits de la science et de la religion,** 8e éd.
12. LÉON DUMONT. **Théorie scientifique de la sensibilité,** 4e éd.
13. SCHUTZENBERGER. **Les fermentations,** 5e édition, illustré.
14. WHITNEY. **La vie du langage,** 3e édition.
15. COOKE et BERKELEY. **Les champignons,** 4e éd., illustré.
16. BERNSTEIN. **Les sens,** 4e édition, illustré.
17. BERTHELOT. **La synthèse chimique,** 6e édition.
18. VOGEL. **La photographie et la chimie de la lumière** (épuisé).
19. LUYS. **Le cerveau et ses fonctions,** 7e édition, illustré.
20. W. STANLEY JEVONS. **La monnaie et le mécanisme de l'échange,** 5e édition.

21. FUCHS. Les volcans et les tremblements de terre, 5e éd.
22. GÉNÉRAL BRIALMONT. La défense des États et les camps retranchés, 3e édition, avec fig. et 2 pl. hors texte.
23. A. DE QUATREFAGES. L'espèce humaine, 10e édition.
24. BLASERNA et HELMHOLTZ. Le son et la musique, 4e éd.
25. ROSENTHAL. Les muscles et les nerfs, 3e édition, illustré.
26. BRUCKE et HELMHOLTZ. Principes scientifiques des beaux-arts, 3e édition, illustré.
27. WURTZ. La théorie atomique, avec préface de M. Ch. Friedel, 6e édition.
28-29. SECCHI (Le Père). Les étoiles, 2e édition, illustré.
30. N. JOLY. L'homme avant les métaux, 4e édit., illustré.
31. A. BAIN. La science de l'éducation, 7e édition.
32-33. THURSTON et HIRSCH. Hist. de la machine à vapeur. 3e éd.
34. R. HARTMANN. Les peuples de l'Afrique, 2e édit., illustré.
35. HERBERT SPENCER. Les bases de la morale évolutionniste, 4e édition.
36. Th.-H. HUXLEY. L'écrevisse, introduction à l'étude de la zoologie, illustré.
37. DE ROBERTY. La sociologie, 3e édition.
38. O.-N. ROOD. Théorie scientifique des couleurs et leurs applications à l'art et à l'industrie, avec fig. et pl. hors texte.
39. DE SAPORTA et MARION. L'évolution du règne végétal. *Les cryptogames*, illustré.
40-41. CHARLTON-BASTIAN. Le système nerveux et la pensée. 2e édition. 2 vol. illustrés.
42. JAMES SULLY. Les illusions des sens et de l'esprit, 2e éd., ill.
43. A. DE CANDOLLE. Origine des plantes cultivées, 3e édit.
44. YOUNG. Le Soleil, illustré.
45-46. J. LUBBOCK. Les Fourmis, les Abeilles et les Guêpes, 2 vol. illustrés.
47. Ed. PERRIER. La philos. zoologique avant Darwin, 2e éd.
48. STALLO. La matière et la physique moderne, 2e éd.
49. MANTEGAZZA. La physionomie et l'expression des sentiments, 2e édit., illustré.
50. DE MEYER. Les organes de la parole, illustré.
51. DE LANESSAN. Introduction à la botanique. *Le sapin*. 2e édit., illustré.
52-53. DE SAPORTA et MARION. L'évolution du règne végétal. *Les phanérogames*. 2 volumes illustrés.
54. TROUESSART. Les microbes, les ferments et les moisissures, 2e éd., illustré.
55. HARTMANN. Les singes anthropoïdes, illustré.
56. SCHMIDT. Les mammifères dans leurs rapports avec leurs ancêtres géologiques, illustré.
57. BINET et FÉRÉ. Le magnétisme animal, 3e éd., illustré.
58-59. ROMANES. L'intelligence des animaux. 2 vol., 2e éd.

60. F. LAGRANGE. **Physiologie des exercices du corps.** 5e éd.
61. DREYFUS (Camille). **L'évolution des mondes et des sociétés.** 3e édition.
62. DAUBRÉE. **Les régions invisibles du globe et des espaces célestes**, illustré, 2e édition.
63-64. SIR JOHN LUBBOCK. **L'homme préhistorique.** 3e édition, 2 volumes illustrés.
65. RICHET (Ch.). **La chaleur animale**, illustré.
66. FALSAN. **La période glaciaire**, illustré.
67. BEAUNIS. **Les sensations internes.**
68. CARTAILHAC. **La France préhistorique**, illustré.
69. BERTHELOT. **La révolution chimique, Lavoisier**, illustré.
70. SIR JOHN LUBBOCK. **Les sens et l'instinct chez les animaux**, illustré.
71. STARCKE. **La famille primitive.**
72. ARLOING. **Les virus**, illustré.
73. TOPINARD. **L'homme dans la nature**, illustré.
74. BINET. **Les altérations de la personnalité.**
75. A. DE QUATREFAGES. **Darwin et ses précurseurs français.**
76. LEFÈVRE. **Les races et les langues.**

II. — MÉDECINE ET SCIENCES.

A. — Pathologie médicale.

AVIRAGNET. **De la tuberculose chez les enfants.** 1 vol. in-8, 1892. 4 fr.

AXENFELD ET HUCHARD. **Traité des névroses.** 2e édition, augmentée de 700 pages, par HENRI HUCHARD, médecin des hôpitaux. 1 fort vol. in-8. 20 fr.

BARTELS. **Les maladies des reins**, traduit de l'allemand par le docteur EDELMANN; avec préface et notes de M. le professeur LÉPINE. 1 vol. in-8, avec fig. 7 fr. 50

BOUCHARDAT. **De la glycosurie ou diabète sucré**, son traitement hygiénique, 2e édition. 1 vol. grand in-8, suivi de notes et documents sur la nature et le traitement de la goutte, la gravelle urique, sur l'oligurie, le diabète insipide avec excès d'urée, l'hippurie, la pimélorrhée, etc. 15 fr.

BOUCHUT ET DESPRÉS. **Dictionnaire de médecine et de thérapeutique médicales et chirurgicales**, comprenant le résumé de la médecine et de la chirurgie, les indications thérapeutiques de chaque maladie, la médecine opératoire, les accouchements, l'oculistique, l'odontotechnie, les maladies d'oreilles, l'électrisation, la matière médicale, les eaux minérales, et un formulaire spécial pour chaque maladie. 5e édition, très augmentée. 1 vol. in-4, avec 950 fig. dans le texte et 3 cartes. Br. 25 fr.; cart. 27 fr. 50; relié. 29 fr.

CORNIL. **Leçons sur l'anatomie pathologique des métrites, des salpingites et des cancers de l'utérus.** 1 vol. in-8, avec 35 gravures dans le texte. 3 fr. 50

CORNIL ET BABES. **Les bactéries et leur rôle dans l'anatomie et l'histologie pathologiques des maladies infectieuses.** 2 vol. in-8, avec 350 fig. dans le texte en noir et en couleurs et 12 pl. hors texte, 3e éd. entièrement refondue, 1890. 40 fr.

DAMASCHINO. **Leçons sur les maladies des voies digestives.** 1 vol. in-8, 3e tirage, 1888. 14 fr.

DAVID. **Les microbes de la bouche.** 1 vol. in-8 avec gravures en noir et en couleurs dans le texte. 10 fr.

DÉJERINE-KLUMPKE (Mme). **Des polynévrites et des paralysies et atrophies saturnines.** 1 vol. in-8. 1889. 6 fr.

DESPRÉS. **Traité théorique et pratique de la syphilis**, ou infection purulente syphilitique. 1 vol. in-8. 7 fr.

DUCWORTH (Sir Dyn). **La goutte,** son traitement. Trad. de l'anglais par le Dr Rodet. 1 vol. gr. in-8 avec gr. dans le texte. 10 fr.

DURAND-FARDEL. **Traité des eaux minérales** de la France et de l'étranger, et de leur emploi dans les maladies chroniques, 3e édition. 1 vol. in-8. 10 fr.

DURAND-FARDEL. **Traité pratique des maladies des vieillards.** 2e édition. 1 fort vol. gr. in-8. 14 fr.

FÉRÉ (Ch.). **Les épilepsies et les épileptiques.** 1 vol. gr. in-8 avec 12 planches hors texte et 67 grav. dans le texte. 1890. 20 fr.

FÉRÉ (Ch.). **Le traitement des aliénés dans les familles.** 1 vol. in-18. 2e éd.; b., 2 fr. 50; cart. à l'anglaise. 3 fr.

FERRIER. **De la localisation des maladies cérébrales.** Traduit de l'anglais par H.-C. de Varigny, suivi d'un mémoire de MM. Charcot et Pitres sur les *Localisations motrices dans les hémisphères de l'écorce du cerveau.* 1 vol. in-8 avec 67 fig. dans le texte. 2 fr.

HÉRARD, CORNIL ET HANOT. **De la phtisie pulmonaire.** 1 vol. in-8, avec fig. dans le texte et pl. coloriées. 2e éd. 20 fr.

ICARD. **La femme pendant la période menstruelle.** Psychologie morbide et médecine légale. 1 vol. in-8. 6 fr.

KUNZE. **Manuel de médecine pratique**, traduit de l'allemand par M. Knoeri. 1 vol. in-18. 1 fr. 50

LANCEREAUX. **Traité historique et pratique de la syphilis.** 2e édition. 1 vol. gr. in-8, avec fig. et planches color. 17 fr.

MAUDSLEY. **Le crime et la folie.** 1 vol. in-8. 5e édit. 6 fr.

MAUDSLEY. **La pathologie de l'esprit.** 1 vol. in-8. 10 fr.

MURCHISON. **De la fièvre typhoïde**, avec notes et introduction du docteur H. Gueneau de Mussy. 1 vol. in-8, avec figures dans le texte et planches hors texte. 3 fr.

NIEMEYER. **Éléments de pathologie interne et de thérapeutique**, traduit de l'allemand, annoté par M. Cornil. 3e édit. franç., augmentée de notes nouvelles. 2 vol. gr. in-8. 4 fr. 50

ONIMUS ET LEGROS. **Traité d'électricité médicale.** 1 fort vol. in-8, avec 275 figures dans le texte. 2e édition. 17 fr.

BILLIET ET BARTHEZ. **Traité clinique et pratique des maladies des enfants.** 3e édit., refondue et augmentée, par BARTHEZ et A. SANNÉ. Tome I, 1 fort vol. gr. in-8. 16 fr.
Tome II, 1 fort vol. gr. in-8. 14 fr.
Tome III terminant l'ouvrage, 1 fort vol. gr. in-8. 25 fr.

SPRINGER. **La croissance.** Son rôle dans la pathologie infantile. 1 vol. in-8. 6 fr.

TAYLOR. **Traité de médecine légale,** traduit sur la 7e édition anglaise, par le Dr HENRI COUTAGNE. 1 vol. gr. in-8. 4 fr. 50

B. — Pathologie chirurgicale.

ANGER (Benjamin). **Traité iconographique des fractures et luxations,** précédé d'une introduction par M. le professeur Velpeau. 1 fort volume in-4, avec 100 planches hors texte, coloriées, contenant 254 figures, et 127 bois intercalés dans le texte. 2e tirage. Relié. 150 fr.

BILLROTH ET WINIWARTER. **Traité de pathologie et de clinique chirurgicales générales,** traduit de l'allemand, 2e édit. d'après la 10e édit. allemande. 1 fort vol. gr. in-8, avec 180 fig. dans le texte. 20 fr.

Congrès français de chirurgie. Mémoires et discussions, publiés par MM. POZZI, secrétaire général, et PICQUÉ, secrétaire général adjoint.
1re, 2e et 3e sessions : 1885, 1886, 1888, 3 forts vol. gr. in-8, avec fig., chacun, 14 fr.
4e session : 1889, 1 fort vol. gr. in-8, avec fig. 16 fr.
5e session : 1891, 1 fort vol. gr. in-8, avec fig. 14 fr.
6e session : 1892, 1 fort vol. gr. in-8, avec fig. 16 fr.

DE ARLT. **Des blessures de l'œil,** considérées au point de vue pratique et médico-légal. 1 vol. in-18. 1 fr. 25

DELORME. **Traité de chirurgie de guerre.** 2 vol. gr. in-8°, avec grav. dans le texte.
Tome I, avec 95 grav. et 1 pl. 16 fr.
Tome II, terminant l'ouvrage, avec 400 grav. 26 fr.

GALEZOWSKI. **Des cataractes et de leur traitement.** 1er fascicule. 1 vol. in-8. 3 fr. 50

JAMAIN ET TERRIER. **Manuel de pathologie et de clinique chirurgicales.** 3e édition. Tome I, 1 fort vol. in-18. 8 fr.
Tome II, 1 vol. in-18. 8 fr.
Tome III, avec la collaboration de MM. BROCA et HARTMANN, 1 vol. in-18. 8 fr.
Tome IV, avec la collaboration de MM. BROCA et HARTMANN, 1 vol. in-18. 8 fr.

LE FORT. **La chirurgie militaire** et les Sociétés de secours en France et à l'étranger. 1 vol. gr. in-8, avec fig. 10 fr.

LIEBREICH. **Atlas d'ophtalmoscopie,** représentant l'état normal et les modifications pathologiques du fond de l'œil vues à l'ophtalmoscope. 3e édition, atlas in-f° de 12 planches, 59 figures en couleurs. 40 fr.

MAC CORMAC. **Manuel de chirurgie antiseptique,** traduit de l'anglais par M. le docteur LUTAUD. 1 fort vol. in-8. 2 fr.

MALGAIGNE ET LE FORT. **Manuel de médecine opératoire.** 9e édit. 2 vol. gr. in-18, avec nombreuses fig. dans le texte. 16 fr.

MAUNOURY et SALMON. **Manuel de l'art des accouchements**, à l'usage des élèves en médecine et des élèves sages-femmes. 3e édit. 1 vol. in-18, avec 115 grav. 7 fr.

NÉLATON. **Éléments de pathologie chirurgicale**, par A. NÉLATON, membre de l'Institut, professeur de clinique à la Faculté de médecine, etc. Ouvrage complet en 6 volumes.

Seconde édition, complètement remaniée, revue par les Drs JAMAIN, PÉAN, DESPRÉS, GILLETTE et HORTELOUP, chirurgiens des hôpitaux. 6 forts vol. gr. in-8, avec 795 figures dans le texte. 32 fr.

PAGET (sir James). **Leçons de clinique chirurgicale**, traduites de l'anglais par le docteur L.-H. PETIT, et précédées d'une introduction de M. le professeur VERNEUIL. 1 vol. grand in-8. 8 fr.

PÉAN. **Leçons de clinique chirurgicale, professées à l'hôpital Saint-Louis**, de 1876 à 1880. Tomes II à IV, 3 vol. in-8, avec fig. et pl. coloriées. Chaque vol. séparément. 20 fr.

Tomes V, VI, VII et VIII, années 1881-82, 1883-84, 1885-86, 1887-88, 4 vol. in-8. Chacun. 25 fr.

Le tome Ier est épuisé.

POZZI (A.). **Manuel de l'art des accouchements.** 1 vol. in-8 (*sous presse*).

REBLAUB. **Des cystites non tuberculeuses chez la femme.** 1892. 1 vol. in-8. 4 fr.

RICHARD. **Pratique journalière de la chirurgie.** 1 vol. gr. in-8, avec 215 fig. dans le texte. 2e édit., augmentée de chapitres inédits de l'auteur, et revue par le Dr J. CRAUK. 5 fr.

ROTTENSTEIN. **Traité d'anesthésie chirurgicale**, contenant la description et les applications de la méthode anesthésique de PAUL BERT. 1 vol. in-8, avec figures. 10 fr.

SCHWEIGGER. **Leçons d'ophtalmoscopie**, avec 3 planches lith. et des figures dans le texte. In-8 de 144 pages. 3 fr. 50

SOELBERG-WELLS. **Traité pratique des maladies des yeux.** 1 fort vol. gr. in-8, avec figures. 4 fr. 50

TERRIER. **Éléments de pathologie chirurgicale générale.** 1er fascicule : *Lésions traumatiques et leurs complications*. 1 vol. in-8. 7 fr.

2e fascicule : *Complications des lésions traumatiques. Lésions inflammatoires*. 1 vol. in-8. 6 fr.

Le 3e et dernier fascicule. (*Sous presse.*)

TERRIER et BAUDOUIN. **De l'hydronéphrose intermittente.** 1892. 1 vol. in-8. 5 fr.

TERRIER et PÉRAIRE. **Manuel de petite chirurgie de Jamain**, 7e éd. refondue, 1893. 1 vol. in-18, avec gr. Cart. à l'angl. 8 fr.

TERRIER et PÉRAIRE. **Petit manuel d'antisepsie et d'asepsie chirurgicales**, 1 vol. in-18, avec gr. Cart. à l'angl. 3 fr.

TRUC. **Du traitement chirurgical de la péritonite.** 1 vol. in-8. 4 fr.

VIRCHOW. **Pathologie des tumeurs**, cours professé à l'université de Berlin, traduit de l'allemand par le docteur ARONSSOHN. Tome Ier, 1 vol. gr. in-8, avec 106 fig. 3 fr. 75

Tome II, 1 vol. gr. in-8, avec 74 fig. 3 fr. 75
Tome III, 1 vol. gr. in-8, avec 49 fig. 3 fr. 75
Tome IV (1er fascicule), 1 vol. gr. in-8, avec figures. 1 fr. 50

YVERT. **Traité pratique et clinique des blessures du globe de l'œil.** 1 vol. gr. in-8. 12 fr.

C. — Thérapeutique. Pharmacie. Hygiène.

BOUCHARDAT. **Nouveau formulaire magistral,** précédé d'une Notice sur les hôpitaux de Paris, de généralités sur l'art de formuler, suivi d'un Précis sur les eaux minérales naturelles et artificielles, d'un Mémorial thérapeutique, de notions sur l'emploi des contrepoisons et sur les secours à donner aux empoisonnés et aux asphyxiés. 1891, 29e édition, revue et corrigée. 1 vol. in-18, broché, 3 fr. 50; cartonné, 4 fr.; relié. 4 fr. 50

BOUCHARDAT et VIGNARDOU. **Formulaire vétérinaire,** contenant le mode d'action, l'emploi et les doses des médicaments. 4e édit. 1 vol. in-18, br. 3 fr. 50, cart. 4 fr., relié. 4 fr. 50

BOUCHARDAT. **De la glycosurie ou diabète sucré,** son traitement hygiénique. 2e édition. 1 vol. grand in-8, suivi de notes et documents sur la nature et le traitement de la goutte, la gravelle urique, sur l'oligurie, le diabète insipide avec excès d'urée, l'hippurie, la pimélorrhée, etc. 15 fr.

BOUCHARDAT. **Traité d'hygiène publique et privée,** basée sur l'étiologie. 1 fort vol. gr. in-8. 3e édition, 1887. 18 fr.

CORNIL et MARTIN. **Leçons élémentaires d'hygiène privée,** 1 vol. in-18, avec figures. (*Sous presse.*)

DURAND-FARDEL. **Les eaux minérales et les maladies chroniques.** 1 vol. in-18. 2e édition. 3 fr. 50; cart. 3 fr.

LEVILLAIN. **Hygiène des gens nerveux,** 1 vol. in-18, 2e édition, br. 3 fr. 50; en cart. anglais. 4 fr.

MACARIO (M.). **Manuel d'hydrothérapie suivi d'une instruction sur les bains de mer.** 1 vol. in-18, 4e édition, 1889, 2 fr. 50; cart. 3 fr.

WEBER. **Climatothérapie,** traduit de l'allemand par les docteurs DOYON et SPILLMANN. 1 vol. in-8, 1886. 6 fr.

D. — Anatomie. Physiologie. Histologie.

ALAVOINE. **Tableaux du système nerveux.** Deux grands tableaux, avec figures. 1 fr. 50

BAIN (Al.). **Les sens et l'intelligence,** traduit de l'anglais par M. Cazelles. 1 vol. in-8. 10 fr.

BASTIAN (Charlton). **Le cerveau, organe de la pensée,** chez l'homme et chez les animaux. 2 vol. in-8, avec 184 figures dans le texte. 12 fr.

DEBIERRE et DOUMER. **Vues stéréoscopiques des centres nerveux.** 48 planches photographiques avec un album. 20 fr.

DEBIERRE et DOUMER. **Album des centres nerveux.** 1 fr. 50

F. LAGRANGE. **Physiologie des exercices du corps.** Couronné par l'Institut. 5e édit. 1 vol. in-8, cart. 6 fr.

F. LAGRANGE. **L'hygiène de l'exercice chez les enfants et les jeunes gens.** 1 vol. in-18, 3e éd. 3 fr. 50; cart. 4 fr.

LAGRANGE. **De l'exercice chez les adultes.** 1 vol. in-18, 2e édition, 3 fr. 50; cartonnage anglais. 4 fr.

LEVILLAIN. **L'hygiène des gens nerveux.** 1 vol. in-18, 2e éd. 3 fr. 50; cartonnage anglais. 4 fr.

BELZUNG. **Anatomie et physiologie animales.** 1 fort vol. in-8 avec 522 gravures dans le texte. 4e éd., revue. 6 fr., cart. 7 fr.

BÉRAUD (B.-J.). **Atlas complet d'anatomie chirurgicale topographique,** pouvant servir de complément à tous les ouvrages d'anatomie chirurgicale, composé de 109 planches représentant plus de 200 gravures dessinées d'après nature par M. Bion, et avec texte explicatif. 1 fort vol. in-4.

Prix : fig. noires, relié, 60 fr. — Fig. coloriées, relié, 120 fr. Toutes les pièces, disséquées dans l'amphithéâtre des hôpitaux, ont été reproduites d'après nature par M. Bion, et ensuite gravées sur acier par les meilleurs artistes.

BERNARD (Claude). **Leçons sur les propriétés des tissus vivants,** avec 94 fig. dans le texte. 1 vol. in-8. 2 fr. 50

BERNSTEIN. **Les sens.** 1 vol. in-8, avec fig. 3e édit., cart. 6 fr.

BURDON-SANDERSON, FOSTER ET BRUNTON. **Manuel du laboratoire de physiologie,** traduit de l'anglais par M. Moquin-Tandon. 1 vol. in-8, avec 184 figures dans le texte, 1883. 7 fr.

FAU. **Anatomie des formes du corps humain,** à l'usage des peintres et des sculpteurs. 1 atlas in-folio de 25 planches. Prix : fig. noires, 15 fr. — Fig. coloriées. 30 fr.

CORNIL, RANVIER et BRAULT. **Manuel d'histologie pathologique.** 3e édition. 2 vol. in-8, avec nombreuses figures dans le texte. (*Sous presse.*)

FERRIER. **Les fonctions du cerveau.** 1 v. in-8, avec 68 fig. 3 fr.

DEBIERRE. **Traité élémentaire d'anatomie de l'homme.** Anatomie descriptive et dissection, avec notions d'organogénie et d'embryologie générales. Ouvrage complet en 2 volumes. 40 fr.

Tome I. *Manuel de l'amphithéâtre.* 1 vol. in-8 de 950 pages avec 450 figures en noir et en couleurs dans le texte. 1890. 20 fr.

Tome II et dernier : 1 vol. in-8 avec 515 figures en noir et en couleurs dans le texte. 20 fr.

Ouvrage couronné par l'Académie des sciences.

LEYDIG. **Traité d'histologie comparée de l'homme et des animaux.** 1 fort vol. in-8, avec 200 figures. 4 fr. 50

LONGET. **Traité de physiologie.** 3e édition, 3 vol. gr. in-8, avec figures. 12 fr.

MAREY. **Du mouvement dans les fonctions de la vie.** 1 vol. in-8, avec 200 figures dans le texte. 3 fr.

PREYER. **Éléments de physiologie générale.** Traduit de l'allemand par M. J. Soury. 1 vol. in-8. 5 fr.

PREYER. **Physiologie spéciale de l'embryon.** 1 vol. in-8 avec figures et 9 planches hors texte. 7 fr. 50

E. — Physique. Chimie. Histoire naturelle.

AGASSIZ. **De l'espèce et des classifications en zoologie.** 1 vol. in-8, cart. 5 fr.

BERTHELOT. **La synthèse chimique.** 1 vol. in-8 ; 6e édit., cart. 6 fr.

BERTHELOT. **La révolution chimique, Lavoisier.** 1 vol. in-8, cart. 6 fr.

COOKE ET BERKELEY. **Les champignons**, avec 110 figures dans le texte. 1 vol. in-8. 4e édition, cart. 6 fr.

DARWIN. **Les récifs de corail**, leur structure et leur distribution. 1 vol. in-8, avec 3 planches hors texte, traduit de l'anglais par M. Cosserat. 8 fr.

DAUBRÉE. **Les régions invisibles du globe et des espaces célestes.** 1 vol. in-8 avec gravures. 2e édit. Cart. 6 fr.

EVANS (John). **Les âges de la pierre.** 1 beau vol. gr. in-8, avec 467 figures dans le texte. 15 fr.

EVANS (John). **L'âge du bronze.** 1 fort vol. in-8, avec 540 figures dans le texte. 15 fr.

GRÉHANT. **Manuel de physique médicale.** 1 vol. in-18, avec 469 figures dans le texte. 7 fr.

GRIMAUX. **Chimie organique élémentaire.** 6e édit. 1 vol. in-18, avec figures. 5 fr.

GRIMAUX. **Chimie inorganique élémentaire.** 6e édit., 1 vol. in-18, avec figures. 5 fr.

HERBERT SPENCER. **Principes de biologie**, traduit de l'anglais par M. C. Cazelles. 2 vol. in-8. 20 fr.

HUXLEY. **La physiographie**, introduction à l'étude de la nature. 1 vol. in-8 avec 128 figures dans le texte et 2 planches hors texte. 2e éd. 8 fr.

LUBBOCK. **Origines de la civilisation**, état primitif de l'homme et mœurs des sauvages modernes, traduit de l'anglais. 3e édition. 1 vol. in-8, avec fig. Broché, 15 fr. — Relié. 18 fr.

LUBBOCK. **L'homme préhistorique.** 2 vol. in-8 avec 228 gravures dans le texte, cart. 12 fr.

PISANI (F.). **Traité pratique d'analyse chimique qualitative et quantitative**, à l'usage des laboratoires de chimie. 1 vol. in-12. 4e édit., augmentée d'un traité d'*analyse au chalumeau*. 3 fr. 50

PISANI ET DIRVELL. **La chimie du laboratoire.** 1 vol. in-12, 2e éd. revue, avec grav. 4 fr.

QUATREFAGES (DE). **Darwin et ses précurseurs français.** Étude sur le transformisme. 1 vol. in-8 cart. 6 fr.

THÉVENIN (E.). **Dictionnaire abrégé des sciences physiques et naturelles**, revu par H. de Varigny. 1 volume in-18 de 630 pages, cartonné à l'anglaise. . . . . 5 fr.

BIBLIOTHÈQUE D'HISTOIRE CONTEMPORAINE

Volumes in-18 à 3 fr. 50. — Volumes in-8 à 5, 7 et 12 francs. Cartonnage toile, 50 c. en plus par vol. in-18, 1 fr. par vol. in-8.

EUROPE

HISTOIRE DE L'EUROPE PENDANT LA RÉVOLUTION FRANÇAISE, par *H. de Sybel*. Traduit de l'allemand par Mlle Dosquet. 6 vol. in-8 . . 42 fr.

HISTOIRE DIPLOMATIQUE DE L'EUROPE, DE 1815 A 1878, par *Debidour*. 2 vol. in-8, 1891 . . . . 18 fr.

FRANCE

HISTOIRE DE LA RÉVOLUTION FRANÇAISE, par *Carlyle*. 3 vol. in-18. 10 50

LA RÉVOLUTION FRANÇAISE, par *H. Carnot*. 1 vol. in-18. Nouv. édit. 3 50

HISTOIRE DE LA RESTAURATION, par *de Rochau*. 1 vol. in-18. . . . 3 50

HISTOIRE DE DIX ANS, par *Louis Blanc*. 5 vol. in-8. . . . . 25 »

HISTOIRE DE HUIT ANS (1840-1848), par *Elias Regnault*. 3 vol. in-8. 15 »

HISTOIRE DU SECOND EMPIRE (1848-1870), par *Taxile Delord*. 6 volumes in-8. . . . . 42 fr.

LA GUERRE DE 1870-1871, par *Boert*. 1 vol. in-18. . . . . 3 50

LA FRANCE POLITIQUE ET SOCIALE, par *Aug. Laugel*. 1 volume in-8. 5 fr.

LES COLONIES FRANÇAISES, par *P. Gaffarel*, 1 vol. in-8, 4e éd. . . 5 fr.

L'EXPANSION COLONIALE DE LA FRANCE, étude économique, politique et géographique sur les établissements français d'outre-mer, par *J.-L. de Lanessan*. 1 vol. in-8 avec 19 cartes hors texte. . . . . 12 fr.

L'INDO-CHINE FRANÇAISE, étude économique, politique et administrative sur *la Cochinchine, le Cambodge, l'Annam* et *le Tonkin* (médaille Dupleix de la Société de Géographie commerciale), par *J.-L. de Lanessan*. 1 vol. in-8, avec 5 cartes en couleurs. . . . . 15 fr.

L'ALGÉRIE, par *M. Wahl*. 1 vol. in-8, 2e édition. Ouvrage couronné par l'Institut. . . . . 5 fr.

L'EMPIRE D'ANNAM ET LES ANNAMITES, par *J. Silvestre*. 1 vol. in-18 avec carte. 3 50

ANGLETERRE

HISTOIRE GOUVERNEMENTALE DE L'ANGLETERRE, DEPUIS 1770 JUSQU'A 1830, par sir *G. Cornewal Lewis*. 1 vol. in-8, traduit de l'anglais . . . 7 fr.

HISTOIRE CONTEMPORAINE DE L'ANGLETERRE, depuis la mort de la reine Anne jusqu'à nos jours, par *H. Reynald*. 1 vol. in-18. 2e éd. . 3 50

LES QUATRE GEORGES, par *Thackeray*. 1 vol. in-18. . . . . 3 50

LOMBART-STREET, le marché financier en Angleterre, par *W. Bagehot*. 1 vol. in-18 . . . . 3 50

LORD PALMERSTON ET LORD RUSSEL, par *Aug. Laugel*. 1 vol. in-18. 3 50

QUESTIONS CONSTITUTIONNELLES (1873-1878), par *E.-W. Gladstone*, précédées d'une introduction par *Albert Gigot*. 1 vol. in-8. . . . . 5 fr.

ALLEMAGNE

HISTOIRE DE LA PRUSSE, depuis la mort de Frédéric II jusqu'à la bataille de Sadowa, par *Eug. Véron*. 1 vol. in-18. 6e éd. revue par *Paul Bondois*. 3 50

HISTOIRE DE L'ALLEMAGNE, depuis la bataille de Sadowa jusqu'à nos jours, par *Eug. Véron*. 1 vol. in-18, 3e éd. continuée jusqu'en 1892, par *Paul Bondois*. 3 50

L'ALLEMAGNE ET LA RUSSIE AU XIXe SIÈCLE, par *Eug. Simon*, 1 vol. in-18. . . . . 3 50

AUTRICHE-HONGRIE

HISTOIRE DE L'AUTRICHE, depuis la mort de Marie-Thérèse jusqu'à nos jours, par *L. Asseline*. 1 vol. in-18. 3e éd. 3 50

ESPAGNE

HISTOIRE DE L'ESPAGNE, depuis la mort de Charles III jusqu'à nos jours, par *H. Reynald*. 1 vol. in-18. . . . . 3 50

RUSSIE

HISTOIRE CONTEMPORAINE DE LA RUSSIE, par *M. Créhange*. 1 vol. in-18 . . . . 3 50

SUISSE

LA SUISSE CONTEMPORAINE, par *H. Dixon*. 1 vol. in-18. . . . . . 3 50

HISTOIRE DU PEUPLE SUISSE, par *Daendliker*, précédée d'une Introduction par *Jules Favre*. 1 vol. in-18. . . . . 5 fr.

AMÉRIQUE

HISTOIRE DE L'AMÉRIQUE DU SUD, par *Alf. Deberle*. 1 vol. in-18. 2e éd. 3 50

LES ÉTATS-UNIS pendant la guerre, 1861-1864, par *A. Laugel*, 1 vol. in-18. . . . . 3 50

ITALIE

HISTOIRE DE L'ITALIE, depuis 1815 jusqu'à la mort de Victor-Emmanuel, par *E. Sorin*. 1 vol. in-18 . . . . 3 50

TURQUIE

LA TURQUIE ET L'HELLÉNISME CONTEMPORAIN, par *V. Bérard*. 1 vol. in-18. 3 50

Jules Barni. HISTOIRE DES IDÉES MORALES ET POLITIQUES EN FRANCE AU XVIIIe SIÈCLE. 2 vol. in-18, chaque volume 3 50

— LES MORALISTES FRANÇAIS AU XVIIIe SIÈCLE. 1 vol. in-18. . . . 3 50

Émile Beaussire. LA GUERRE ÉTRANGÈRE ET LA GUERRE CIVILE. 1 vol. in-18. . . . . 3 50

E. de Laveleye. LE SOCIALISME CONTEMPORAIN. 1 vol. in-18. 8e éd. augm. 3 50

E. Despois. LE VANDALISME RÉVOLUTIONNAIRE. 1 vol. in-18. 2e éd. 3 50

M. Pellet. VARIÉTÉS RÉVOLUTIONNAIRES, avec une Préface de *A. Ranc*. 3 vol. in-18, chaque vol. 3 50

Eug. Spuller. FIGURES DISPARUES, portraits contemporains, littéraires et politiques. 2 vol. in-18, chaque vol. 3 50

Eug. Spuller. HISTOIRE PARLEMENTAIRE DE LA DEUXIÈME RÉPUBLIQUE. 1 vol. in-18, 2e édit. 3 50

Eug. Spuller. L'ÉDUCATION DE LA DÉMOCRATIE. 1 vol. in-18. 3 fr. 50

Eug. Spuller. L'ÉVOLUTION POLITIQUE ET SOCIALE DE L'ÉGLISE, 1 vol. in-18. . . . . 3 50

J. Bourdeau. LE SOCIALISME ALLEMAND ET LE NIHILISME RUSSE. 1 vol. in-18 . . . . 3 50

G. Guéroult. LE CENTENAIRE DE 1789. Évolution politique, philosophique, artistique et scientifique de l'Europe depuis cent ans. 1 vol. in-18. . . . . 3 50

Clamageran. LA FRANCE RÉPUBLICAINE. 1 vol. in-18. . . . 3 50

Aulard. LE CULTE DE LA RAISON ET LE CULTE DE L'ÊTRE SUPRÊME (1793-1794). Étude historique. 1 vol. in-18. . . . . 3 50

Aulard. ÉTUDES ET LEÇONS SUR LA RÉVOLUTION FRANÇAISE. 1 vol. in-18. . . . . 3 50

Bérard. LA TURQUIE ET L'HELLÉNISME CONTEMPORAIN. 1 vol. in-18 . . . . 3 50

BIBLIOTHÈQUE DE PHILOSOPHIE CONTEMPORAINE

VOLUMES IN-18.

Br., 2 fr. 50; cart. à l'angl., 3 fr.; reliés, 4 fr.

H. Taine.

L'Idéalisme anglais, étude sur Carlyle.
Philosophie de l'art dans les Pays-Bas. 2e édition.
Philosophie de l'art en Grèce. 2e édit.

Paul Janet.

Le Matérialisme contemp. 5e édit.
Philosophie de la Révolution française. 5e édit.
Le Saint-Simonisme.
Origines du socialisme contemporain, 2e éd.
La philosophie de Lamennais.

Alaux.

Philosophie de M. Cousin.

Ad. Franck.

Philosophie du droit pénal. 3e édit.
Des rapports de la religion et de l'État. 2e édit.
La philosophie mystique en France au XVIIIe siècle.

Beaussire.

Antécédents de l'hégélianisme dans la philosophie française.

Ed. Auber.

Philosophie de la médecine.

Charles de Rémusat.

Philosophie religieuse.

Charles Lévêque.

Le Spiritualisme dans l'art.
La Science de l'invisible.

Émile Saisset.

L'Âme et la vie, suivi d'une étude sur l'Esthétique française.
Critique et histoire de la philosophie (frag. et disc.).

Auguste Laugel.

L'Optique et les Arts.
Les problèmes de la nature.
Les problèmes de la vie.
Les problèmes de l'âme.

Challemel-Lacour.

La philosophie individualiste.

Albert Lemoine.

Le Vitalisme et l'Animisme.

Milsand.

L'Esthétique anglaise.

Schœbel.

Philosophie de la raison pure.

Jules Levallois.

Déisme et Christianisme.

Camille Selden.

La Musique en Allemagne.

Stuart Mill.

Auguste Comte et la philosophie positive. 4e édition.
L'Utilitarisme. 2e édition.

Mariano.

La Philosophie contemp. en Italie.

Saigey.

La Physique moderne. 2e tirage.

E. Faivre.

De la variabilité des espèces.

Ernest Bersot.

Libre philosophie.

W. de Fonvielle.

L'astronomie moderne.

E. Boutmy.

Philosophie de l'architecture en Grèce.

Herbert Spencer.

Classification des sciences. 4e édit.
L'individu contre l'État. 3e éd.

Gauckler.

Le Beau et son histoire.

Bertauld.

L'ordre social et l'ordre moral.
De la philosophie sociale.

Th. Ribot.

La philosophie de Schopenhauer, 4e édition.
Les maladies de la mémoire. 7e édit.
Les maladies de la volonté. 7e édit.
Les maladies de la personnalité. 4e éd.
La psychologie de l'attention.

Hartmann.

La Religion de l'avenir. 2e édition.
Le Darwinisme. 3e édition.

Schopenhauer.

Le libre arbitre. 5e édition.
Le fondement de la morale. 4e édit.
Pensées et fragments. 10e édition.

Liard.

Les Logiciens anglais contemporains. 3e édition.
Les définitions géométriques et les définitions empiriques. 2e édit.

Marion.

J. Locke, sa vie, son œuvre. 2e édit.

O. Schmidt.

Les sciences naturelles et la philosophie de l'Inconscient.

Barthélemy Saint-Hilaire.

De la métaphysique.

A. Espinas.

Philosophie expérim. en Italie.

Conta.

Fondements de la métaphysique.

John Lubbock.

Le bonheur de vivre. 2 vol.

Maus.

La justice pénale.

P. Siciliani.

Psychogénie moderne.

Leopardi.

Opuscules et Pensées.

A. Lévy.

Morceaux choisis des philosophes allemands.

Roisel.

De la substance.

Zeller.

Christian Baur et l'école de Tubingue.

Stricker.

Du langage et de la musique.

Coste.

Les conditions sociales du bonheur et de la force. 3e édition.

Binet.

La psychologie du raisonnement.

G. Ballet.

Le langage intérieur et l'aphasie. 2e édition.

Mosso.

La peur.

Tarde.

La criminalité comparée. 2e éd.
Les transformations du droit.

Paulhan.

Les phénomènes affectifs.

Ch. Richet.

Psychologie générale. 2e éd.

Delbœuf.

Matière brute et mat. vivante.

Ch. Féré.

Sensation et mouvement.
Dégénérescence et criminalité.

Vianna de Lima.

L'homme selon le transformisme.

L. Arréat.

La morale dans le drame, l'épopée et le roman. 2e édition.

De Roberty.

L'inconnaissable.
L'agnosticisme.
La recherche de l'Unité.

Bertrand.

La psychologie de l'effort.

Guyau.

La genèse de l'idée de temps.

Lombroso.

L'anthropologie criminelle. 2e éd.
Nouvelles recherches de psychiatrie et d'anthropologie criminelle.
Les applications de l'anthropologie criminelle.

Tissié.

Les rêves, physiologie, pathologie.

Thamin.

Éducation et positivisme.

Sighele.

La foule criminelle.

Ploger.

Le monde physique.

Queyrat.

L'imagination chez l'enfant.

G. Lyon.

La philosophie de Hobbes.

Wundt.

Hypnotisme et suggestion.

Fonsegrive.

La causalité efficiente.

VOLUMES IN-8.

Br. à 5, 7 50 et 10 fr.; cart. angl., 1 fr. de plus par vol.; rel., 2 fr.

Barni.

La morale dans la démocratie. 2e édit. 5 fr.

Agassiz.

De l'espèce et des classifications. 5 fr.

Stuart Mill.

La philosophie de Hamilton. 10 fr.
Mes mémoires. 5 fr.
Système de logique déductive et inductive. 3e édit. 2 vol. 20 fr.
Essais sur la Religion. 2e édit. 5 fr.

Herbert Spencer.

Les premiers principes. 10 fr.
Principes de psychologie. 2 vol. 20 fr.
Principes de biologie. 2 vol. 20 fr.
Principes de sociologie. 4 vol. 36 fr. 25
Essais sur le progrès. 5e éd. 7 fr. 50
Essais de politique. 3e éd. 7 fr. 50
Essais scientifiques. 2e éd. 7 fr. 50
De l'éducation physique, intellectuelle et morale. 10e édit. 5 fr.
Introduction à la science sociale. 9e éd. 6 fr.
Les bases de la morale évolutionniste. 4e éd. 6 fr.

Collins.

Résumé de la philosophie de Herbert Spencer. 10 fr.

Auguste Laugel.

Les problèmes. 7 fr. 50

Émile Saigey.

Les sciences au XVIIIe siècle. La physique de Voltaire. 5 fr.

Paul Janet.

Les causes finales. 2e édit. 10 fr.
Histoire de la science politique dans ses rapports avec la morale. 3e édit. augm., 2 vol. 20 fr.
Victor Cousin et son œuvre. 7 fr. 50

Th. Ribot.

L'hérédité psychologique. 4e édition. 7 fr. 50
La psychologie anglaise contemporaine. 3e éd. 7 fr. 50
La psychologie allemande contemporaine. 2e éd. 7 fr. 50

Alf. Fouillée.

La liberté et le déterminisme. 2e édit. 7 fr. 50
Critique des systèmes de morale contemporains. 3e éd. 7 fr. 50
La morale, l'art et la religion d'après M. Guyau. 2e éd. 3 fr. 75
L'avenir de la métaphysique fondée sur l'expérience. 5 fr.
L'évolutionnisme des idées-forces. 7 fr. 50
La psychologie des idées-forces. 2 vol. 15 fr.

Bain (Alex.).

La logique inductive et déductive. 2e édit. 20 fr.
Les sens et l'intelligence. 2e édit. 10 fr.
L'esprit et le corps. 4e édit. 6 fr.
La science de l'éducation. 7e éd. 6 fr.
Les émotions et la volonté. 10 fr.

Matthew Arnold.

La crise religieuse. 7 fr. 50

Bardoux.

Les légistes, leur influence sur la société française. 2e édit. (*sous presse*).

Flint.

La philosophie de l'histoire en France. 7 fr. 50
La philosophie de l'histoire en Allemagne. 7 fr. 50

Liard.

La science positive et la métaphysique. 3e édit. 7 fr. 50
Descartes. 5 fr.

Guyau.

La morale anglaise contemporaine. 2ᵉ éd. 7 fr. 50
Les problèmes de l'esthétique contemporaine. 2ᵉ éd. 5 fr.
Esquisse d'une morale sans obligation ni sanction. 2ᵉ éd. 5 fr.
L'irréligion de l'avenir. 3ᵉ éd. 7 fr. 50
L'art au point de vue sociologique. 2ᵉ éd. 7 fr. 50
Hérédité et éducation. Étude sociologique. 2ᵉ éd. 5 fr.

Huxley.

Hume, sa vie, sa philosophie. 5 fr.

E. Naville.

La logique de l'hypothèse. 5 fr.
La physique moderne. 2ᵉ édit. 5 fr.

Et. Vacherot.

Essais de philosophie critique. 7 fr 50
La religion. 7 fr. 50

Marion.

La solidarité morale. 3ᵉ édit. 5 fr.

Schopenhauer.

Aphorismes sur la sagesse dans la vie. 4ᵉ édit. 5 fr.
La quadruple racine du principe de la raison suffisante. 5 fr.
Le monde comme volonté et représentation. 3 vol. 22 fr. 50

James Sully.

Le pessimisme. 2ᵉ éd. 7 fr. 50

Buchner.

Science et nature. 2ᵉ édition. 7 fr. 50

Egger (V.).

La parole intérieure. 5 fr.

Louis Ferri.

La psychologie de l'association, depuis Hobbes. 7 fr. 50

Maudsley.

La pathologie de l'esprit. 10 fr.

Séailles.

Essai sur le génie dans l'art. 5 fr.

Ch. Richet.

L'homme et l'intelligence. 2ᵉ édit. 10 fr.

Preyer.

Éléments de physiologie. 5 fr.
L'âme de l'enfant. 10 fr.

Wundt.

Éléments de psychologie physiologique. 2 vol., avec fig. 20 fr.

Ad. Franck.

La philosophie du droit civil. 5 fr.

Clay.

L'alternative. Contribution à la psychologie. 2ᵉ éd. 10 fr.

Bernard Perez.

Les trois premières années de l'enfant. 5ᵉ édit. 5 fr.
L'enfant de trois à sept ans. 2ᵉ éd. 5 fr.
L'éducation morale dès le berceau. 2ᵉ édit. 5 fr.
L'art et la poésie chez l'enfant. 5 fr.
Le caractère de l'enfant à l'homme. 5 fr.

Lombroso.

L'homme criminel. 10 fr.
Atlas pour accompagner *L'homme criminel*. 12 fr.
L'homme de génie, avec 11 pl. 10 fr.
Le crime politique et les révolutions (en collaboration avec M. Laschi). 2 vol. 15 fr.

Sergi.

La psychologie physiologique, avec 40 fig. 7 fr. 50

Ludov. Carrau.

La philosophie religieuse en Angleterre, depuis Locke. 5 fr.

Piderit.

La mimique et la physiognomonie, avec 95 fig. 5 fr.

Fonsegrive.

Le libre arbitre, sa théorie, son histoire. 10 fr.

Roberty (E. de).

L'ancienne et la nouvelle philosophie. 7 fr. 50
La philosophie du siècle. 5 fr.

Garofalo.

La criminologie. 3e édit. 7 fr. 50

G. Lyon.

L'idéalisme en Angleterre au XVIIIe siècle. 7 fr. 50

Souriau.

L'esthétique du mouvement. 5 fr.
La suggestion dans l'art. 5 fr.

Paulhan (Fr.).

L'activité mentale et les éléments de l'Esprit. 10 fr.

Barthélemy-Saint Hilaire.

La philosophie dans ses rapports avec les sciences et la religion. 5 fr.

Pierre Janet.

L'automatisme psychologique. 7 fr. 50

Bergson.

Essai sur les données immédiates de la conscience. 3 fr. 75

E. de Laveleye.

De la propriété et de ses formes primitives. 4e édit. 10 fr.
Le gouvernement dans la démocratie. 2e éd., 2 vol. 15 fr.

Ricardou.

De l'idéal. 5 fr.

Sollier.

Psychologie de l'idiot et de l'imbécile. 5 fr.

Romanes.

L'évolution mentale chez l'homme. 7 fr. 50

Pillon.

L'année philosophique. 3 vol. 1890, 1891 et 1892. Chacun sép. 5 fr.

Rauh.

Le fondement métaphysique de la morale. 5 fr.

Picavet.

Les idéologues. 10 fr.

Gurney, Myers et Podmore.

Les hallucinations télépathiques. 2e éd. 7 fr. 50.

Jaurès.

De la réalité du monde sensible. 7 fr. 50

Arréat.

Psychologie du peintre. 5 fr.

Proal.

Le crime et la peine. 10 fr.

G. Hirth.

Physiologie de l'art. 5 fr.

Dewaule.

Condillac et la psychologie anglaise contemporaine. 5 fr.

Bourdon.

L'expression des émotions et des tendances dans le langage. 5 fr.

Bourdeau.

Le problème de la mort. 7 fr. 50

Novicow.

Les luttes entre sociétés humaines. 10 fr.

Durkheim.

De la division du travail social. 7 fr. 50

Coulommiers. — Imp. Paul Brodard.

LIBRAIRIE FÉLIX ALCAN

BOUCHARDAT (A. et G.). Nouveau Formulaire magistral, précédé d'une Notice sur les hôpitaux de Paris, de généralités sur l'art de formuler, suivi d'un Précis sur les eaux minérales naturelles et artificielles, d'un Mémorial thérapeutique, de Notices sur l'emploi des contrepoisons et sur les secours à donner aux empoisonnés et aux asphyxiés. 1894, 30e édition, revue et corrigée. 1 vol. in-18 br. 3 fr. 50, cartonné, 4 fr., relié. . . . . 4 fr. 50

BOUCHUT et DESPRÉS. Dictionnaire de médecine et de thérapeutique médicale et chirurgicale, avec un formulaire spécial pour chaque maladie. 5e édit. très augmentée. 1 vol. in 4 avec 950 figures dans le texte et 3 cartes.

Prix : broché, 25 fr. — Cartonné, 27 fr. 50. — Relié, 29 fr.

DUCKWORTH (Sir Dice). La Goutte, hygiène et traitement, traduit de l'anglais par M. le Dr BODET, et précédé d'une préface de M. le Dr [illegible] corché. 1 vol. grand in-8 avec grav. dans le texte. 1892. . . [illegible]

DURAND-FARDEL. Traité des eaux minérales de la Fran[illegible] l'étranger, et de leur emploi dans les maladies chroniques. [illegible] 1 vol. in-8. . . . . [illegible]

FÉRÉ. Le traitement des aliénés dans les familles. 1 vol. in-18. 2e édit. 1893. Cart. à l'anglaise. . . . . 3 fr.

— Les épilepsies et les épileptiques. 1 vol. grand in-8 avec 12 planches hors texte et 67 fig. dans le texte. 1890. . . . . 20 fr.

FINGER. La blennorrhagie, traduit de l'allemand sur la 3e édition, par le Dr HOGGE. 1 vol. in-8 avec grav. et 7 pl. lith. hors texte. . . 12 fr.

HÉRARD, CORNIL et HANOT. De la phtisie pulmonaire, étude anatomo-pathologique et clinique. 1 vol. in-8 avec 65 figures en noir et en couleurs dans le texte, et 2 planches coloriées hors texte. 2e édition entièrement remaniée. . . . . 20 fr.

F. LAGRANGE. La médication par l'exercice. 1 vol. in-8 avec 62 fig. dans le texte et une planche coloriée. 1894. . . . . 12 fr.

LEVILLAIN. Hygiène des gens nerveux, précédé de notions élémentaires sur la structure, les fonctions et les maladies du système nerveux. 1 vol. in-18, 2e édit. 1892. Br. 3 fr. 50. Cart. à l'angl. . . 4 fr.

MACARIO. Manuel d'hydrothérapie, suivi d'une instruction sur les bains de mer (guide pratique des baigneurs). 1 vol. in-8, 4e édition, remaniée. 1889. Br. 2 fr. 50. Cart. à l'angl. . . . . 3 fr.

MARVAUD. Les maladies du soldat. Étude étiologique, épidémiologique, clinique et prophylactique. 1 fort volume in-8 avec 40 tracés. 1894. . . . . 20 fr.

RILLET et BARTHEZ. Traité clinique et pratique des maladies des enfants. 3e édit., refondue et augmentée par BARTHEZ et SANNE.

TOME Ier. *Maladies du système nerveux, maladies de l'appareil respiratoire.* 1 fort vol. gr. in-8. 1884. . . . . 16 fr.

TOME II. *Maladies de l'appareil circulatoire, de l'appareil digestif et de ses annexes, de l'appareil génito-urinaire, de l'appareil de l'ouïe, maladies de la peau.* 1 fort vol. gr. in-8. 1887. . . . . 14 fr.

TOME III, terminant l'ouvrage. *Maladies spécifiques, maladies générales constitutionnelles.* 1 fort vol. gr. in-8. 1890. . . . . 25 fr.

WEBER. Climatothérapie, traduit de l'allemand par MM. les docteurs DOYON et SPIELMANN. 1 vol. in-8. 1886. . . . . 6 fr.

PARIS. — IMP. VEUVE GOUPY, RUE DE RENNES, 71

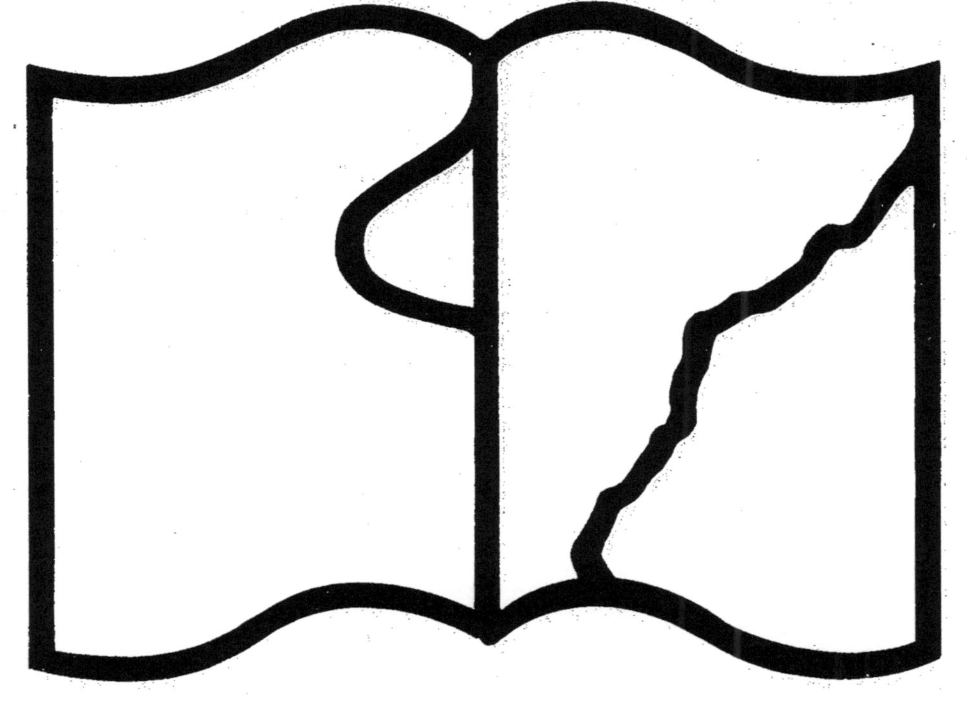

www.ingramcontent.com/pod-product-compliance
Ingram Content Group UK Ltd.
Pitfield, Milton Keynes, MK11 3LW, UK
UKHW022049190726
13855UKWH00002B/447